Colección

P
sicomotricidad,
cuerpo y **movimiento**

Director de colección
Pablo Bottini

Diseño: Gerardo Miño

Composición: Eduardo Rosende

Edición: Primera. Octubre 2018

ISBN: 978-84-17133-43-6

Código Thema: MKZD [Trastornos de la alimentación y su tratamiento]

Lugar de edición: Buenos Aires, Argentina

MIÑO y DÁVILA
◆ E D I T O R E S ◆

Página web: www.minoydavila.com

Mail producción: produccion@minoydavila.com

Mail administración: info@minoydavila.com

Dirección: Tacuarí 540
(C1071AAL), Ciudad Autónoma de Buenos Aires.
tel-fax: (54 11) 4331-1565

Claudia Marcela Carta
María Natividad Castellani

Psicomotricidad y Trastornos de la Conducta Alimentaria

Miradas y prácticas complejas para una intervención en el campo adulto

MIÑO y DÁVILA
◆ EDITORES ◆

Agradecimientos

Al director de la colección *Psicomotricidad, cuerpo y movimiento* de la editorial Miño y Dávila, Lic. Prof. Pablo Bottini, por permitirnos ser parte de la misma. Por su generosidad y acompañamiento profesional constante, en el transcurrir de nuestra labor.

A las autoridades que permitieron en su momento realizar esta investigación, ya que sin su aval este trabajo no habría sido posible: Decano de la Facultad de Ciencias Médicas, de la Universidad Nacional de Córdoba, Dr. José María Willington; Director del Hospital Nacional de Clínicas, de la ciudad de Córdoba, Argentina, Dr. Carlos Taborda Caballero; Jefe del Servicio de Psicopatología Dr. Mario Sassi; Jefa del Área Lic. Andrea Soria.

A la referente y formadora Dra. Nelly Barrionuevo Colombres, primera persona que se interesó en el aporte del enfoque psicomotor, quien nos apoyó y alentó.

A los profesionales que colaboraron con el trabajo: Médica clínica Paulina Taborda, Lic. en Psicología Claudia Fulla, Psmta. Débora Gribov (Uruguay), por su generosidad al compartir sus conocimientos y experiencias.

A cada una de las participantes del taller corporal de Psicomotricidad.

A nuestras familias por alentarnos a emprender este proyecto, acompañándonos en el sueño de concretarlo. A Martín, Alfonsina y Celeste por su paciencia, apoyo, espera y aguante.

A nuestra decisión de apostar a la ampliación de los campos de acción de la psicomotricidad, a la hora de embarcarnos en la investigación de intervenciones inexploradas. A nuestra inquietud por pensar a la Práctica Psicomotriz en otros contextos pocos desarrollados aún, va nuestro humilde aporte. A nuestro esfuerzo, dedicación y estudio, sin el cual no lo hubiéramos logrado.

Gracias a todos los que de una u otra forma, hicieron posible esta producción.

Las autoras –Junio 2018–

ÍNDICE

Prólogo

Prof. Lic. Pablo Bottini
Psicomotricista

Navegantes antiguos tenían una frase gloriosa:
"Navegar es preciso; vivir no es preciso."

Fernando Pessoa

Los trastornos de la alimentación afectan a miles de personas en nuestro país, y pese a los esfuerzos que se realizan para paliar sus efectos y contener su crecimiento, la cantidad de afectados aumenta año a año.

Es un tipo de trastorno insidioso, complejo en su causación y de difícil tratamiento.

Compromete tanto a quien lo sufre como a las personas de su entorno familiar, laboral y escolar/académico, por nombrar a los más relevantes. Sin dudas, por su complejidad y grado de peligrosidad para la salud, afecta notoriamente la calidad de vida de quien lo sufre y de su entorno.

Justamente por el carácter complejo de su estructuración y las repercusiones del mismo es que, desde hace ya mucho tiempo, se vio que la mayor eficacia para su abordaje exitoso consiste en el aporte interdisciplinario, en donde confluyan las praxis médicas, las de salud mental, las comunitarias y, en los últimos años, prácticas de tipo corporal, mediatizadas por diferentes modalidades, sean estas terapéuticas o artísticas, y en el mejor de los casos, la confluencia de ambas.

El texto que el lector tiene hoy en sus manos se inscribe entre estas últimas. Presenta y desarrolla la experiencia realizada mediante un trabajo sustentable y sistemático en el seno de un equipo interdisciplinario en el contexto de la salud pública con personas afectadas con trastornos del comportamiento alimentario. Mediante un prolijo y fundamentado escrito, las autoras reflexionan críticamente acerca de dicha experiencia.

Ambas psicomotricistas con un largo recorrido en la práctica profesional, que motivadas por tener acceso a lo devastador de esta afección en quienes lo padecen y en su entorno, comenzaron a trabajar de forma desinteresada en una prestigiosa organización de salud.

Rápidamente ganaron consenso, más allá de lo formal (que también terminaron conquistando, por cierto), dentro del equipo interdisciplinario que en dicha organización trabaja con estos trastornos, por la seriedad con que encararon la tarea y los elogiosos comentarios de los participantes. Ni que hablar en cuanto se comenzaron a ver los avances y mejoras terapéuticas en los destinatarios de las acciones por ellas encaradas.

Tal como ellas nos develan, en el campo de la práctica psicomotriz no son muchas las experiencias al respecto. Y sobre todo, ninguna que haya sido sistematizada como ésta, mediante el seguimiento y análisis de los datos obtenidos en la experiencia. Sin dudas, esto es un "plus" de este escrito, ya que baliza un camino posible a seguir y contrastar.

Invito al lector interesado, y al que quiera adentrarse en esta temática desde una mirada psicomotriz, a que recorra las siguientes páginas de forma pausada y meticulosa… en ellas encontrará un posible ejemplo a seguir, o el puntapié inicial para iniciar su propia búsqueda y recorrido en este terreno, contando con este aporte que le permitirá sortear, aunque más no sea de forma parcial, los escollos por venir.

Quiero terminar estas palabras introductorias agradeciendo a Carta y Castellani el privilegio que me han dado en ser de los primeros en tomar contacto con este escrito, y el haberme dado la responsabilidad de prologarlo, "proa" con que un libro ingresa "a las agitadas aguas" de las publicaciones de carácter científico en el cada vez más amplio "mar" de las reflexiones de las prácticas en Psicomotricidad.

Ellas, ya experimentadas "timoneles" de aguas turbulentas, ayudan con esta obra a aquellos que quieran adentrarse en este "derrotero".

–Buenos Aires, abril de 2018–

Introducción

Cuando hablamos de Trastornos de la Conducta Alimenticia (TCA), nos referimos a un grupo de enfermedades cuya característica principal reside en alteraciones significativas en el comportamiento alimentario y en una extrema preocupación por los aspectos físicos de la persona, como su peso corporal. Dentro de estos trastornos los más conocidos son la Anorexia Nerviosa (AN), la Bulimia Nerviosa (BN) y los Trastornos de la Conducta Alimentaria No Especificado (TANE).

No obstante, hoy el Manual Diagnóstico y Estadístico de los Trastornos Mentales, DSM-V, nos habla de Trastornos alimentarios y de la ingestión de alimentos, donde incluye muchos otros tales como: Pica, Trastorno de rumiación, trastornos de evitación/restricción de la ingestión de alimentos, trastornos de atracones, entre otros.

Los TCA son trastornos complejos y resultan de una variedad de causas potenciales, factores biológicos, emocionales, psicológicos, interpersonales, sociales y culturales. Estos últimos trascienden del campo médico y científico a la sociedad. Las nuevas modas de alimentación, la sobre-exigencia por los nuevos estándares en el aspecto físico, las nuevas tendencias de belleza, entre otros, son señaladas hoy como disparadores en el aumento de aparición de estos trastornos.

Es por ello que constituyen un problema de salud emergente que tiene un fuerte impacto en nuestra sociedad. La problemática de estos trastornos es tan variada y multifactorial que exige una atención y actuación que incluya los aspectos clínicos, familiares, pero también culturales, sociales y especialmente, educativos. Como consecuencia, es necesario tratar el tema no exclusivamente desde la perspectiva sanitaria, sino también desde la educación y prevención.

Nos encontramos delante de un problema social y cultural en el que se obtendría beneficios sí, desde los distintos sectores y agentes implicados, se lograra profundizar en la problemática, y encontrar herramientas adecuadas para dar respuesta a la situación especial de las personas que la sufren y a sus familias.

El término "Trastornos Alimentarios" se refiere en general a trastornos mentales que soportan anomalías graves en el comportamiento de la ingesta y/o la aparición de comportamientos encaminados a controlar el peso. El fundamento de estos trastornos se encuentra en una alteración psicológica. Se entiende, pues, que el síntoma externo es una alteración de la conducta alimenticia (dietas prolongadas, uso de diuréticos, laxantes, pérdida de peso...) pero el origen de estos trastornos se explica a partir de una alteración psicológica (elevado nivel de insatisfacción personal, miedo a madurar, elevados índices de autoexigencia, ideas distorsionadas sobre el peso, el cuerpo o la comida...).

Los medios de comunicación, las redes sociales, promueven hoy un ideal de belleza en el que la extrema delgadez es sinónimo de perfección y/o éxito. Una idea de belleza y salud representada por modelos, mujeres y hombres cuyas proporciones corporales, peso y estatura son una auténtica excepción estadística, siendo esto considerado símbolo de independencia, éxito social, personal y profesional.

Detrás de un TCA encontraremos una profunda conflictiva interna, que se ha gestado durante mucho tiempo y genera desajustes en la salud física, vida emocional, relacional, laboral siendo una enfermedad que puede conducir a la muerte. La compulsión, la obsesión por la comida y por el aspecto del cuerpo, con el transcurrir del tiempo se convierten en conductas inevitables; provocando una perenne búsqueda de un cuerpo ideal, imposible de acceder en la realidad.

Según el DSM-IV y el CIE-10, los TCA cursan con distorsión de la imagen corporal, entre otra sintomatología. Desde la mirada de la Psicomotricidad, tanto esquema e imagen corporal se construyen y constituyen conjuntamente. Desde los fundamentos de la Psicomotricidad, sobre este eje del cuerpo se construye la estructuración espacio-temporal y la forma de relacionarse (consigo mismo, con los otros, con los objetos, el espacio y el tiempo) de las personas. Esto determina su forma de ser y estar en el mundo.

El esquema corporal, sostiene Francoise Dolto, "especifica al individuo en cuanto representante de la especie" (1986: 21); es la representación del cuerpo y sus posibilidades de acción que se adquiere de las sensaciones y percepciones obtenidas a partir de la actividad tónica, el equilibrio, las coordinaciones y la conciencia corporal. En esta construcción se incluyen aspectos perceptivos, cognitivos, afectivos, emocionales y socio-culturales.

La construcción del esquema e imagen corporal inciden en la auto-imagen, en la autoestima, en la construcción de la personalidad y en la vida de relación (consigo misma, con los demás, en el espacio y tiempo).

Ahora bien, ¿qué pasa con esta representación del cuerpo en las personas con TCA, puntualmente con Anorexia y Bulimia Nerviosa? ¿Existe una alteración en la percepción del cuerpo, de sus posibilidades de acción o en la integración de dicha información? Ante esta preocupación constante por el peso, ¿se decodifica o se significa de modo errónea lo que el cuerpo comunica, siente, devuelve? ¿Cómo es la vivencia del cuerpo en quienes padecen un TCA? ¿Cómo se manifiesta esta vivencia? ¿Qué consecuencias trae aparejadas en otros aspectos de su vida?

En nuestra experiencia, las personas que padecen un trastorno alimentario sufren su cuerpo, manifiestan insatisfacción corporal, no lo aceptan tal cual es, están desconformes y reniegan de esa parte de su humanidad que les permite estar en el mundo. Nos preguntamos cómo, a partir de este malestar corporal, se configura la particular manera de ser y estar en el mundo de esta persona. ¿Cómo se estructura el espacio y el tiempo, su vida de relación, a partir de esta conflictiva con el cuerpo?

A estas y otras tantas preguntas se tratará de dar respuesta con el presente trabajo, intentando demostrar siempre el aporte teórico y práctico que la Psicomotricidad puede dar en la intervención interdisciplinaria de estos trastornos. Siendo esta nueva disciplina otro modo de abordar, de forma complementaria e interdisciplinaria a los tratamientos que ya se conocen para estos trastornos, como es el estricto control médico, nutricional, la terapia psicológica, el tratamiento farmacológico, psiquiátrico, la terapia de grupo, los grupos psico-educativos, el trabajo con los padres de las/los pacientes, entre otros.

Se pretende dar, siempre desde el trabajo interdisciplinario, un planteo basado en el paradigma de la complejidad, partiendo desde un pensamiento sistémico, en el que se reconoce la interdependencia entre las partes y el todo, y se entiende a la persona como una globalidad, en la que los diferentes sistemas de los cuales forma parte irán definiendo e influyendo en su modo de ser y hacer.

En la actualidad no existen tantas investigaciones científicas publicadas sobre el abordaje de la Psicomotricidad en los TCA, pero contamos con la experiencia desarrollada en el Hospital Nacional de Clínicas dependiente de la Facultad de Medicina, de la Universidad Nacional de Córdoba, a partir de la labor en un taller de Psicomotricidad llevado adelante desde el año 2005 y en forma ininterrumpida hasta el 2011, donde se trabajó en interdisciplina con un equipo especializado en TCA.

También en Montevideo, Uruguay, hay un antecedente de otra profesional de la Psicomotricidad trabajando en la temática, en el ámbito hospitalario: Débora Gribov. Ambas experiencias fueron presentadas en el 1° Congreso Mundial de Psicomotricidad y 5° Congreso Regional de Atención Temprana y Psicomotricidad, en Montevideo en noviembre del año 2008.

A su vez, en la *Revista Iberoamericana de Psicomotricidad y Técnicas Corporal,* del año 2010, N° 35, se puede encontrar una primera publicación de la Lic. C. Marcela Carta acerca de la Intervención psicomotriz en relación a estos trastornos dentro del ámbito de la salud pública.

Consideramos que es un ámbito donde, siempre desde el trabajo interdisciplinario, la Psicomotricidad tiene mucho para aportar.

Lo anteriormente expuesto, renovó nuestra inquietud en la temática, ya que también ha sido motivo de investigación del trabajo final de la carrera de Psicomotricidad, en el Instituto Superior Domingo Cabred (hoy Universidad Provincial de Córdoba, Facultad de Educación y Salud), en el año 2007, de las Psicomotricistas María Natividad Castellani y Andrea Cecilia Baigorria, con el asesoramiento de la Psicomotricista y Prof. en Psm. Claudia Marcela Carta.[1]

Dentro de este encuadre, el presente trabajo se desarrolla como una investigación cualitativa-cuantitativa: centrada en la comprensión de la fenomenología, en la observación y posterior análisis de los datos obtenidos, haciendo inferencias, buscando la comprensión de la realidad dinámica, determinada por multiplicidad de condiciones; apuntando a una mirada holista que ayude a entender la complejidad del fenómeno. Lo cual permite hacer una aproximación diagnóstica de la problemática, formular estrategias de acción para comprobar las hipótesis, y retomar la reflexión, para reinterpretar los resultados.

Así en el marco teórico y referencial se realiza una revisión bibliográfica de los TCA y de los contenidos de la Psicomotricidad, atendiendo a los antecedentes sobre la experiencia práctica en el ámbito de los trastornos alimentarios, a través del análisis cualitativo de entrevistas abiertas a profesionales de diferentes disciplinas, con sus distintos modos de abordaje: médico clínico, psiquiatra, psicóloga, nutricionista, psicope-

---

1   También fue objeto de investigación para el trabajo final en la Licenciatura de Psicomotricidad en la Universidad de Morón (Buenos Aires), en 2011, de las Licenciadas Carta y Castellani. Al año siguiente, las mismas presentaron trabajos sobre la temática en la Organización Internacional de Psicomotricidad y Relajación (OIPR) y el Instituto Superior de Relajación y Psicomotricidad (ISRP) en la Universidad de París, frente a un tribunal internacional, para obtener la "Certificación Internacional en Ciencias y Técnicas del Cuerpo". Y en el año 2014, se publicó un artículo de las mismas autoras en la revista francesa de psicomotricidad, *Évolutions Psychomotrices,* volumen 26, N° 104.

dagoga, psicomotricista. El método descriptivo desde un enfoque cuali-cuantitativo, proporciona una mirada objetiva desde el registro de la entrevista a profesionales que trabajan con TCA; y una mirada subjetiva desde el análisis del discurso de los mismos en los aspectos consultados.

Esta investigación propone un diseño de corte transversal, con una profundidad explicativa que proporciona motivos para fundamentar la vivencia corporal de quien padece un trastorno alimentario y el posible aporte de la Psicomotricidad.

Se selecciona como estrategia para la recolección de datos, la entrevista, estableciendo una lista de tópicos en los que se focaliza la misma, quedando librada, a discreción de los investigadores, la interpretación de los datos obtenidos para poder inferir razones y motivos que lleven a fundamentar la importancia de la Intervención Psicomotriz en dichos trastornos.

Para procurar la confiabilidad de los datos se realizan las entrevistas a profesionales que demuestran idoneidad con respecto a la intervención en este trastorno a través de la formación y larga experiencia. En ellas se contrasta el eje: contenidos de la Psicomotricidad (cuerpo, espacio, tiempo y relación) afectadas, con la semiología de los TAC (Trastorno de la conducta alimentaria).

También se realiza una observación y análisis cualitativo de documentación y producciones (grafoplásticas) de un grupo de pacientes pertenecientes al Servicio de Psicopatología, Equipo Interdisciplinario de Trastornos Alimentarios, del Hospital Nacional de Clínicas dependiente de la Universidad Nacional de Córdoba, Argentina.

La triangulación teórica permite buscar diversas nociones que expliquen el mismo fenómeno. Los datos obtenidos de este análisis se enriquecen con los obtenidos en el marco teórico y el referencial, como así también con los resultados de las entrevistas. Así, se combinan varias observaciones, perspectivas teóricas y fuentes de datos. Esto permite alcanzar un carácter dinámico en la investigación, contrastar los datos, obtener mayor riqueza y evitar sesgos reduccionistas de una determinada metodología, enriqueciendo la comparación y mejorando la comprensión de los factores que influyen en la realidad. A la vez, facilita poder pensar otras formas posibles de intervención.

CAPÍTULO I

Trastornos de la Conducta Alimentaria: Anorexia Nerviosa y Bulimia Nerviosa

Michael Bernard (citado en: Sassano, 2013b: 53-54) sostiene que "el cuerpo es el lugar en que la sociedad se mira, se experimenta y obra sobre ella misma". La persona lo construye a través de la interacción con los otros y con el medio que lo rodea. Es por eso que este cuerpo se encuentra influenciado por valores, creencias, historias, factores económicos, desarrollos tecnológico y científico, dejando todos ellos huellas en él.

A lo largo de la historia de la humanidad ha ido cambiando la concepción y el valor que se le fue asignando al cuerpo. En la época de la antigua Grecia comienza el dualismo cuerpo-mente, donde el cuerpo era concebido como algo a estudiar para poder entender de dónde provenían las sensaciones; se intentaba separar al cuerpo de los mitos.

Más tarde, con la llegada del cristianismo, el cuerpo era concebido como una carga, un sufrimiento, el cual debía ser disciplinado desde los valores de la iglesia. Esto cambia con la llegada del Renacimiento, momento en el que se empieza a pensar en una corporeidad despojada de lo teológico y entendiendo el valor productivo del cuerpo.

Con el advenimiento de la Revolución Francesa y la revolución industrial, el cuerpo se empieza a alinear con los mecanismos de producción y se lo consideraba una máquina para el trabajo, cuanto más producía un hombre mejor consideración de él se tenía.

Es en la actualidad cuando aparece la preocupación por lo corporal, el aspecto físico. Aparece el auge por la actividad física, el máximo ejercicio y las dietas alimentarias, medios para alcanzar el bienestar y el éxito. En el siglo XX y XXI la idealización por la belleza se fundamenta en ocultar o retrasar la adultez o la vejez; y para conseguirlo se accede a cirugías estéticas, recetas de entrenamiento físico y alimentario mágico, buscando así alcanzar el "bienestar", la imagen ideal, perfecta que se refleja en la moda y los medios de comunicación.

En las últimas décadas, dado el auge de estos cuadros, los TCA han llegado a tomar entidad propia, pasando de síntomas a síndromes y para algunos autores a la categoría de enfermedad.

Los Trastornos de la Conducta Alimentaria (TCA) concitan un sostenido interés por parte de las diferentes disciplinas clínicas y no clínicas, así como de la prensa y de la opinión pública en general. Los TCA se manifiestan como una importante alteración de la ingesta como consecuencia del intento de control del peso y la silueta. Esto es observable en el aumento de la frecuencia de la demanda de atención en Servicios de Psiquiatría, Psicología, Endocrinología, Clínica Médica y Pediatría, fundamentalmente por mujeres jóvenes. Datos epidemiológicos muestran mayor vulnerabilidad de las mujeres jóvenes de padecerlos, particularmente en la adolescencia o adultez temprana, siendo la incidencia máxima entre los 15 y 25 años.

El tratamiento implica la integración de equipos inter o multidisciplinarios, con formación especializada, generando un costo económico alto.

En el siglo XXI los TCA se transforman en una epidemia. Entendiendo a ésta desde la salud comunitaria, al hecho de que la enfermedad llega a un número de personas mayor al esperado, y se va extendiendo entre las sociedades industrializadas, afectando fundamentalmente a adolescentes en los inicios de la enfermedad, pero también a los niños y adultos. Este peligroso incremento comienza a alarmar a epidemiólogos en medicina, salud mental y sociólogos.

Se trata de personas obsesionadas por alcanzar un cuerpo ideal e inalcanzable, eje a partir del cual gira su vida y su mundo. Esto genera un importante monto de angustia, insatisfacción, odio a sí mismo, inseguridad, miedo y vergüenza por el cuerpo que les permite ser y estar en el mundo. Padecen una imagen corporal distorsionada, con alteración de la autopercepción y con una valoración negativa de la apariencia física.

Se entiende por Trastornos de la Conducta Alimentaria (TCA) a disfunciones emocionales y/o relacionales, en los que la ingesta y el aspecto corporal son manipulados, buscando inútilmente camuflar o resolver conflictos internos, intentando así ajustarse y adaptarse a los cambios del ambiente. Las patologías más frecuentes dentro de los TCA son la Anorexia Nerviosa (AN), la Bulimia Nerviosa (BN) y el Trastorno de la Alimentación No Especificado (TANE).

Estos trastornos están multi-determinados por factores biológicos, familiares y socioculturales siendo comunes a todas las edades, afectan en general, pero no exclusivamente a mujeres; no exime a niños, adultos ni al sexo masculino.

La clasificación internacional de las enfermedades en su última revisión CIE-10, dentro del capítulo V, Trastornos Mentales y del Comportamiento (F00-F99), incluye en el apartado de Síndromes del comportamiento asociados con alteraciones fisiológicas y factores físicos (F50-F59) a los Trastornos de la Ingestión de alimentos (F50). Dentro de estos últimos incluye:

F50.0	Anorexia Nerviosa.
F50.1	Anorexia Nerviosa atípica.
F50.2	Bulimia Nerviosa.
F50.3	Bulimia Nerviosa atípica.
F50.4	Hiperfagia asociada con otras alteraciones psicológicas.
F50.5	Vómitos asociados con otras alteraciones psicológicas.
F50.8	Otros trastornos de la ingestión de alimentos.
F50.9	Trastorno de la ingestión de alimentos, no especificado.

Según el DSM-IV-TR (Manual diagnóstico y estadístico de los trastornos mentales), Asociación de Psiquiatría Americana, los trastornos alimentarios se dividen en:

Anorexia Nerviosa:
• Tipo restrictivo: pérdida de peso a través de dietas, ayuno o realizando ejercicio intenso.
• Tipo compulsivo purgativo: excesos de atracones.

307.51   Bulimia Nerviosa:
• Tipo purgativo: se induce el vómito y usa laxantes, diuréticos y enemas.
• Tipo no purgativo: mecanismos compensatorios como ayunos y ejercicios excesivos.

307.50   Trastornos de la Conducta Alimentaria No Especificado.

Actualmente con el advenimiento del DSM-V, la Asociación de Psiquiatría Americana, realizó una nueva organización de estos trastornos, modificando la nominación. Hoy figuran como Trastornos Alimentarios y de la Ingestión de Alimentos y dentro de este apartado incluye:

• Pica.
• Trastorno de Rumiación (307.53).
• Trastorno de evitación/restricción de la ingestión de alimentos (307.59).
• Anorexia nerviosa.
• Bulimia nerviosa (307.51).
• Trastorno de atracones (307.51).

- Otro trastorno alimentario o de la ingestión de alimentos especificado (307.59).
- Trastorno alimentario o de la ingestión de alimentos no especificado (307.50).

1. Anorexia Nerviosa

Es un trastorno caracterizado por el rechazo persistente a los alimentos, consecuencia de un temor irracional ante la posibilidad de aumentar de peso en el momento actual o en el futuro, juntamente con una alteración en la percepción en la imagen corporal, que da lugar a una intensa pérdida de peso y que conduce a un estado de desnutrición progresiva. (Moreno, 1995: 34)

Las personas que presentan este trastorno se caracterizan, en un primer momento, por estar constantemente pensado en la comida o bien en temas relacionados a ella, provocándoles alteraciones en el comportamiento alimenticio. Pero a la hora de ingerir dichos alimentos tienden a elegir aquellos que cuentan con un bajo porcentaje calórico. Con el correr del tiempo esta conducta va cambiando hasta llegar a la restricción total de alimento, produciéndoles una alteración de la percepción del hambre-saciedad y un descenso de peso muy por debajo al esperado para la edad y talla.

Son personas que se niegan a mantener un peso corporal dentro los parámetros normales y manifiestan un miedo extremo por ganar peso, lo cual guarda relación con el pobre registro de su cuerpo, su forma, sus sensaciones.

Para evitar la ganancia de peso ponen en práctica, de modo voluntario e intencionado, diferentes medidas para conseguir el objetivo. Utilizan dietas restrictivas muy estrictas y conductas purgativas (vómitos, abuso de laxantes, diuréticos) como medios compensatorios. Estas medidas se vuelven descontroladas como consecuencia de la distorsión que este grupo de personas presenta en relación a su imagen corporal, sin tener consideración de las fallas nutricionales que esto les trae aparejado y el riesgo de vida que corren.

El DSM-IV-TR menciona dos subtipos de AN:

- Compulsiva/purga: durante este episodio los afectados recurren regularmente a atracones o purgas.
- Restrictiva: durante el episodio no recurren a atracones (pérdida de control frente a la comida, ingiriendo grandes cantidades de comida en un corto período de tiempo) o purgas como vómitos inducidos, abusos de laxantes, diuréticos, enemas.

Considerando los cambios que realizó la Asociación de Psiquiatría Americana, en el DSM-V, con respecto a este grupo de trastornos, nos parece oportuno mencionar que se definen tres criterios diagnósticos para la Anorexia Nerviosa:

a) Restricción de la ingesta energética en relación con las necesidades, que conduce a un peso corporal significativamente bajo con relación a la edad, el sexo, el curso del desarrollo y la salud física. Peso significativamente bajo se define como un peso que es inferior al mínimo normal o, en niños y adolescentes, inferior al mínimo esperado.

b) Miedo intenso a ganar peso o a engordar, o comportamiento persistente que interfiere en el aumento de peso, incluso con un peso significativamente bajo.

c) Alteración en la forma en que uno mismo percibe su propio peso o constitución, influencia impropia del peso o la constitución corporal en la autoevaluación, o falta persistente de reconocimiento de la gravedad del peso corporal bajo actual.

La presente enfermedad ha ido cambiando con el tiempo, adquiriendo hoy un papel preponderante en la sociedad moderna, aunque este trastorno es una patología histórica que se ha visto reflejada principalmente en mujeres.

Otro de los criterios operacionales útiles para el diagnóstico de este trastorno es el CIE-10 de la Organización Mundial de la Salud, la cual determina que para lograr tal objetivo deben estar presentes todas las alteraciones siguientes:

- Pérdida significativa de peso, originada por la propia persona: evitación de consumo de alimentos que engordan, y por uno o más de otros síntomas tales como vómitos autoprovocados, purgas, ejercicio excesivo y consumo de fármacos.
- Distorsión de la imagen corporal.
- Trastorno endocrino generalizado (amenorrea o pérdida del interés y potencia sexual en el hombre).
- Retraso de la aparición de las manifestaciones de la pubertad, en aquellos casos cuya aparición es anterior a ésta.

1.1. Manifestaciones clínicas

En ocasiones, a raíz de un ligero sobrepeso los pacientes comienzan con dietas estrictas y luego no se detienen al llegar al peso buscado. El objetivo es la pérdida de peso sin conciencia del daño que esto provoca, y cursa con una alteración de la imagen corporal, lo cual favorece la conducta dietante. Hay una falta de conciencia de enfermedad, lo que obstaculiza y genera resistencia al tratamiento. Generalmente la familia lleva al paciente a consulta y tratamiento cuando la pérdida de peso es visible.

Muchos autores refieren que los pacientes que padecen esta enfermedad son personas con dificultades significativas en la autonomía e independencia, lo cual les genera serias dificultades en la vida adulta, problemas interpersonales, inseguridad, ansiedad social, fracaso y falta de control en su vida escolar, laboral y/o relacional. Manifiestan fuertes tendencia al perfeccionismo y el autocontrol, presentando comportamientos rígidos.

Al ser la alimentación una instancia social, los pacientes se rehúsan a comer en familia y en lugares públicos. Reducen drásticamente la ingesta de alimentos con alto valor en grasas e hidratos de carbono, aumentan considerablemente la actividad física, dejan de usar medios de transportes y caminan, agregan tareas en el hogar para consumir calorías extras y se muestran hiperactivas como intento de mostrar sus energías y ocultar o negar la enfermedad.

Generalmente son pacientes que estudian o trabajan largas horas, tienen un alto nivel de exigencia, generalmente excelente rendimiento, pese a lo cual nunca se conforman, aumentan la autoexigencia y no disfrutan ni valoran sus logros.

Conforme las pacientes pierden peso "aparecen signos físicos como hipotermia, edemas, bradicardia, hipotensión, lanugo y una variedad de cambios metabólicos. Algunas mujeres buscan atención médica debido a la amenorrea, que suele comenzar antes de que la pérdida de peso sea evidente" (Sassi, 2008).

A continuación, se enunciarán los síntomas y signos principales que se manifiestan en los TCA. Entendemos por síntomas a un "…fenómeno que refleja los estados mórbidos y que va ligado a trastornos funcionales o lesionales que lo determinan…" (Defontaine, 1978: 133). Son todos aquellos signos percibidos por la persona sin necesidad de un procedimiento técnico. Mientras que al signo se lo define como un: "…fenómeno sensible destinado a manifestar otro fenómeno, que actualmente no es visible o que incluso puede no llegar a serlo nunca…" (Defontaine, 1978: 134). Para ello son necesarios procedimientos que lo decodifiquen, es decir que establezcan la relación entre un hecho perceptible y otro que no lo sea.

Las manifestaciones orgánicas oscilan entre los siguientes síntomas:

- Escasa ingesta de alimentos o dietas severas: Hipercarotinemia.
- No presentan otra enfermedad física que justifique los síntomas.

- Prevalecen comportamientos del tipo ayuno, abstención o restricción de tipo bulímico.
- Presencia de perturbación de la imagen corporal: siguen viéndose gordas pese a la pérdida de peso.
- Manifiestan placer con el adelgazamiento, generando una intensa ansiedad frente a la mínima recuperación ponderal.
- Sentimiento de culpa al comer.
- Hiperactividad y excesivo ejercicio físico.
- Cambios de carácter, irritabilidad, tristeza, insomnio.
- Alteraciones psiquiátricas: depresión, suicidio, temores obsesivos.
- Alteraciones endócrinas originadas por la inanición (amenorrea).
- Alteraciones inmunológicas: linfopenia.
- Alteraciones respiratorias: disminución del volumen respiratorio.
- Alteraciones neurológicas: miopatía, neuropatía, y si es grave desmielinización y síndrome cerebral orgánico.
- Alteraciones dermatológicas: pérdida del cabello; lanugo (bello fino) sobre cara, tronco y extremidades; la piel se vuelve áspera y escamosa y aparecen petequias.
- Pérdida de masa muscular, incluidos los órganos (corazón).
- Complicaciones cardiovasculares: bradicardia, hipotensión, arritmias, bajo voltaje en el electrocardiograma.
- Consecuencias gastrointestinales: estreñimiento, elevación de las enzimas hepáticas, retraso del vaciamiento gástrico.
- Alteraciones endocrinológicas: alteraciones del eje hipotálamo-hipófisis-tiroides, idénticos a los niños con marasmo. Aumento de la producción del cortisol. Amenorrea. Aumento de la hormona del crecimiento, osteoporosis.

Dentro de las manifestaciones psicológicas encontramos:

- Miedo intenso a ganar peso, manteniéndolo por debajo del valor normal.
- Síntomas de inanición con largos ayunos y estricto control de la cantidad de alimentos ingeridos, del valor calórico y aumento de actividad física para gastar calorías.
- Los estudios clínicos coinciden en la personalidad premórbida de la AN, el deseo por agradar a los demás, a costas de su propia felicidad.
- Tienen baja autoestima, son inseguros, dependientes, inhibidos socialmente, y son poco hábiles para las relaciones interpersonales.
- Tienen dificultades para asumir responsabilidades, baja tolerancia a la frustración, miedo a equivocarse, les cuesta separarse del núcleo familiar. Poseen en general una personalidad rígida, perfeccionistas,

obsesivas, con un nivel altísimo de autoexigencia, en muchos casos son niñas, niños o jóvenes modelo.

- Generalmente son pacientes con problemas en los procesos de separación-individuación, particularmente en la AN.

1.2. Factores familiares que coinciden en los TCA

Pichón Riviere refiere a la familia como:

...una estructura social básica, que se configura por el interjuego de roles diferenciados (padre, madre, hijo), y enunciado los niveles o dimensiones comprometidos en su análisis, podemos afirmar que la familia es el modelo natural de la situación de interacción grupal... (1982: 59)

Desde el paradigma de la complejidad, y pensando el concepto de globalidad al que refiere la Psicomotricidad (Bottini y Sassano, 2000), decimos que el sistema persona se encuentra en interrelación con el sistema familiar, el sistema institucional, y a nivel macro el sistema social, cultural... La familia es esa unidad básica donde la persona se desarrolla, por lo tanto, las modalidades vinculares, se aprenden en ella. Es por esto importante mirar a la familia como núcleo donde se constituyen las personas y donde se encuentran modelos de interacción, que se establecerán como *pattern*, como molde, una matriz relacional y vincular.

Minuchin y Fishman definen a la familia como "...un grupo natural que en el curso del tiempo ha elaborado pautas de interacción..." (1985: 25), y sostienen que estos modelos conforman la estructura familiar, es decir, "el conjunto invisible de demandas funcionales que organizan los modos en que interactúan los miembros de una familia" (Minuchin, 1979: 86). Esto se instaura en cada integrante de la familia posibilitando o no, a través de la flexibilidad, la adaptación a los cambios que se dan durante las crisis vitales y evolutivas. Hay familias un tanto rígidas, que observan los cambios como potenciales amenazas y presentan dificultades para asimilarlos. Mantienen la misma estructura de funcionamiento y roles, sin poder adecuarse con flexibilidad a las nuevas situaciones. Esto favorece la aparición de síntomas en alguno de sus miembros, dejándolos detenidos en otra etapa evolutiva.

Dentro de la familia existen distintos niveles de autoridad y de jerarquía de poder necesarias entre padres e hijos, llamadas "pautas transaccionales". Las funciones parentales deben complementarse, aceptando la interdependencia de cada uno, pero trabajando en equipo cuando sea necesario (Minuchin, 1979).

En general las familias de pacientes con TCA presentan dificultades para adaptarse a los cambios de las diferentes etapas evolutivas. En general se observan aglutinamiento, sobreprotección, falta de resolución de conflictos, rigidez y alto nivel de aspiraciones. Los padres consideran al hijo enfermo como único problema familiar, asumiendo conductas de sobreprotección, o bien responsabilizando al enfermo de todos los conflictos familiares.

No obstante, las investigaciones no han permitido demostrar que exista una estructura familiar pre-mórbida específica, siendo probable que la mayoría de las alteraciones en la dinámica familiar sean el resultado de la aparición y el desarrollo de la enfermedad, aunque una vez establecidas se constituyan en un factor perpetuante de enfermedad.

1.3. Diagnóstico diferencial

El diagnóstico diferencial es complicado dada la falta de conciencia de enfermedad. Aun así, es fundamental descartar otras enfermedades médicas o psicológicas, como por ejemplo un tumor cerebral, cáncer, esquizofrenia.

Encontramos enfermedades gastrointestinales como síndrome de mala absorción; enfermedad inflamatoria, colitis ulcerosa, parasitosis, neoplasias. Enfermedades endócrinas: hiper o hipo tiroidismo, diabetes mellitus, enfermedad de Addison, hipopituarismo. Enfermedades neurológicas como tumores en el sistema nerviosos central.

Dentro de los trastornos mentales, podemos mencionar la depresión, esquizofrenia y los trastornos obsesivos compulsivos.

2. Bulimia Nerviosa

La bulimia nerviosa (BN) es un trastorno de la conducta alimentaria que se caracteriza por la presencia de grandes atracones de comida (ingesta incontrolada de grandes cantidades de alimentos en un corto lapso), precedidos de un deseo irresistible de comer (ansiedad por la comida), acompañados de la pérdida de control sobre la ingesta alimentaria, lo que conlleva fuertes sentimientos de culpabilidad y falta de control.

El comportamiento bulímico es un circuito que se retro alimenta. Los pacientes pierden el control frente a la comida, ingiriendo grandes cantidades de alimentos, lo cual aumenta la culpa, en tanto no pueden frenar de comer. Cuando la comida se acaba, recién ahí finaliza la compulsión, lo cual refuerza la culpa y desencadena el uso de mecanismos compensatorios (vómitos, purgas, laxantes), llevándolos a sentimientos físicos indeseables. Esto lejos de disminuir la culpa, los mecanismos compensatorios generan más angustia y se canalizan nuevamente por la comida.

Los estados emocionales negativos y la necesidad de restricción alimentaria, para evitar la suba de peso, se relacionan con la ansiedad por la comida y la ingesta descontrolada de alimentos.

El atracón es un método utilizado por las personas con BN como un medio de distracción o alivio de sus estados de ánimo negativos (ansiedad, tristeza, aburrimiento) y, a su vez, las emociones negativas pueden reducir la capacidad para mantener el control sobre la ingesta. Estas buscan la privación alimentaria como un medio para evitar esos sentimientos negativos derivados tanto del consumo excesivo de comida como de otros aspectos de su vida cotidiana.

En la BN, la persona, frente a esta falta de control en la ingesta de alimentos, utiliza métodos compensatorios inapropiados como el vómito, uso de diuréticos, laxantes, ayuno, ejercicio excesivo con la finalidad de impedir la suba de peso.

Alfonso Moreno define a la BN como un:

> ...Trastorno caracterizado por la presencia de episodios recurrentes de voracidad (consumo, en un periodo discreto de tiempo, de una cantidad de alimentos claramente superior a la cantidad que consumiría la mayoría de la gente en circunstancias similares, que se acompaña de un sentimiento de falta de control de qué o cuánto se está comiendo), con una preocupación excesiva o temor intenso a ser obesa, en el momento actual o en el futuro, y por la utilización de conductas compensatorias inadecuadas para prevenir la ganancia de peso... (1995: 39)

El punto en común entre la AN y la BN está dado por la preocupación por el peso y/o la imagen corporal, percibiéndolos de manera distorsionada. No obstante las personas que padecen la BN se caracterizan por presentar un peso acorde dentro de los rangos considerados normales para su edad y talla –aunque es frecuente encontrar aquellas personas que presentan sobrepeso–.

Usualmente el punto de partida considerado para introducirse en este trastorno se da luego de reiterados intentos frustrados de la realización de dietas estrictas, desencadenando episodios de consumo voraz de alimentos, atracones, aconteciéndose en un periodo corto de tiempo (inferior a dos horas). Los alimentos que se ingieren usualmente en estos períodos se caracterizan por ser ricos en hidratos de carbono y por ende de un alto contenido calórico.

Existen dos mecanismos que conllevan a la BN, la ansiedad por la comida y la práctica de atracones. Ahora bien, los pacientes que padecen este trastorno para hacer frente a estos mecanismos tienden a la restricción alimentaria (fisiológica y/o psicológica) y/o presentan estados de ánimo negativos. Determinadas teorías neurofisiológicas asumen que la restricción alimentaria provoca una serie de déficits biológicos en el organismo (por ejemplo, cambios en los niveles de serotonina cerebral) que llevan a la persona a experimentar un deseo irresistible de comer un determinado alimento (ansiedad por la comida) y a ingerir grandes cantidades de comida para contrarrestar el desequilibrio homeostático (atracón).

Durante el accionar antes mencionado la persona expresa sentimientos encontrados. Por un lado experimenta sentimientos de excitación y falta de control, y simultáneamente la ingesta les provoca placer. La detención de esta conducta es producto del malestar corporal, hinchazón, plenitud a nivel abdominal que experimenta ante la ingesta. Paralelamente a estas sensaciones se vivencia un sentimiento de disgusto, culpa, repugnancia, vergüenza, siendo consciente de ello y del daño auto provocado, a los que llaman estados de ánimo negativos; no obstante tienden a repetirlo nuevamente a escondidas o lo más disimuladamente posible.

Los atracones en la BN pueden estar inducidos por situaciones afectivas, emociones o estados de ánimo, lo que se conoce como alimentación emocional. Desde esta perspectiva, la sobreingesta (atracón) puede ser utilizada por algunas personas como un medio de distracción o alivio de los estados de ánimo negativos (ansiedad, tristeza, aburrimiento, etc.).

La reiteración de atracones y los vómitos genera un aumento de las glándulas salivales, esofagitis, alteración del equilibrio de electrolitos, formación de callos en nudillos al inducirse el vomito, erosión del esmalte dental. También puede ocasionar miocardiopatía, el exceso de uso de ipecacuana (planta rubiácea de América del Sur) para inducir la emesis. El paso consecuente con esta conducta es la utilización de medios diversos para evitar el aumento de peso, dentro de los cuales se encuentra el vómito autoinducido, el consumo de laxantes, diuréticos y el ejercicio excesivo.

Según la bibliografía, las pacientes con BN tienen más probabilidades de presentar trastornos de personalidad, dificultades en el control de impulsos (robos, drogadicción, promiscuidad sexual), antecedentes personales y familiares de trastornos afectivos y reacción positiva al tratamiento antidepresivo.

Dentro de la BN se encuentran dos subtipos:

- Purgativo: se da cuando se autoinducen el vómito o bien ante el consumo inadecuado de laxantes, diuréticos y/o enemas.
- No purgativo: emplea otros medios compensatorios, como es el ayuno y la realización de ejercicio en exceso, pero no vomita, ni usa laxantes ni diuréticos en exceso.

Los criterios diagnósticos mayormente utilizados para definir este trastorno, al igual que para la AN, son para el DSM IV-TR:

a) Presencia de atracones recurrentes. Un atracón se caracteriza por:
    1. Ingesta de alimento en un corto espacio de tiempo (p. ej., en un período de 2 horas) en cantidad superior a la que la mayoría de las personas ingerirían en un período de tiempo similar y en las mismas circunstancias.
    2. Sensación de pérdida de control sobre la ingesta del alimento (por ejemplo, sensación de no poder parar de comer o no poder controlar el tipo o la cantidad de comida que se está ingiriendo).
b) Conductas compensatorias inapropiadas de manera repetida, con el fin de no ganar peso, como son provocación del vómito; uso excesivo de laxantes, diuréticos, enemas u otros fármacos; ayuno, y ejercicio excesivo.
c) Los atracones y las conductas compensatorias inapropiadas tienen lugar, como promedio, al menos dos veces a la semana durante un período de 3 meses.
d) La autoevaluación está exageradamente influida por el peso y la silueta corporales.
e) La alteración no aparece exclusivamente en el transcurso de la anorexia nerviosa.

El DSM-V, no evidencia cambio alguno con respecto a este trastorno. Y el CIE-10 considera que para diagnosticarse deben estar presentes todas las siguientes alteraciones:

a) Preocupación continúa por la comida, con deseos irresistibles de ingerir llevándolo a consumir grandes cantidades de alimentos en un periodo corto de tiempo.
b) La persona intenta contrarrestar el aumento de peso utilizando uno o más de los siguientes métodos: vómitos, abusos de laxantes, ayuno, consumo de fármacos supresores del apetito o diuréticos.
c) La psicopatología consiste en un miedo morboso a engordar y el enfermo se fija un peso inferior al que tenía antes de la enfermedad y el de su peso óptimo. Con frecuencia existen antecedentes previos de anorexia con intervalos entre ambos trastornos. La consecuencia más habitual es la pérdida de peso y/o una fase transitoria de amenorrea.

2.1. Factores psicológicos

En la literatura sobre la bulimia nerviosa, esta patología se ha visto generalmente asociada a otros trastornos mentales tales como trastornos afectivos, de ansiedad y obsesivo-compulsivos, abuso de sustancias y/o tóxicos, pérdida generalizada del control de los impulsos, etc.

Se observa frecuentemente que las pacientes con BN tienden a ser más impulsivas, inestables de ánimo y manifiestan más actos compulsivos, rasgos que se acentúan con la enfermedad. Manifiestan sensación de pérdida del control. Actúan de manera irreflexiva, aun sabiendo que no está bien lo que hacen, pero no pueden tampoco evitarlo. Esto se extiende a la alimentación.

Las características clínicas comunes que presentan estos pacientes van desde un estado de ánimo depresivo, ansiedad somática, irritabilidad, impulsividad, menos intereses personales, baja tolerancia a la frustración, agresividad verbal, sentimientos de culpa excesivos y, en general, un peor funcionamiento global.

Presentan ideas de auto-referencia, a la que le atribuyen un significado personal, generalmente negativo, a determinados hechos. Se sienten observadas todo el tiempo. Presentan ideas no deseadas que irrumpen de manera repetitiva, que el sujeto reconoce como propias, generalmente asociado a conductas compulsivas... (Sassi, 2008)

La depresión, amenaza de suicidio y automutilación son comunes acompañadas de aislamiento social y muy baja auto estima.

2.2. Manifestaciones clínicas

Sabemos que la BN está dentro de los Trastornos de la Conducta Alimentaria los cuales constituyen un grupo de enfermedades psicosomáticas graves, que aumentan significativamente su incidencia, la gravedad de los síntomas y la resistencia al tratamiento por parte de la persona que los padecen.

La gran mayoría de la bibliografía identifica a la adolescencia como la etapa más vulnerable para el desarrollo de esta enfermedad. Sus inicios se asocian frecuentemente luego de intentos por perder peso, con o sin presiones externas al enfermo. Dichas personas suelen tener sobrepeso, y actualmente en España existen investigaciones de bulimia en obesidad. El 90% son mujeres. Cuando los hombres desarrollan un TCA lo más posible es que sea BN. En los hombres homosexuales se encuentra ocasionalmente AN. Las pacientes con BN tienen mayor conciencia de enfermedad y suelen solicitar ayuda.

Se sabe que las manifestaciones clínicas de esta enfermedad son multisistémicas, debido a que afectan a casi todos los aspectos de la persona, como consecuencia de la malnutrición y los estados de ánimo negativos.

A modo de una mejor comprensión consideramos que un recurso válido es clasificar la semiología de los TCA en síntomas físicos y psicológicos.

Dentro de los síntomas físicos pueden presentar:

- Epigastralgia, regurgitación, pirosis, hipertrofia paratoidea y de glándulas salivales.
- Deshidratación, hipocalcemia, astenia, ruptura de esófago, ruptura gástrica, diarreas, dolores de abdomen, cólicos, fluctuaciones de peso, irregularidades menstruales, taquicardias, arritmias, temblor, palidez.
- Cefaleas, disneas, opresión toráxica, pérdida de cabello, piel seca y erosionada.
- Singo de Russell, dificultad para la concentración y memoria.
- Desesperanza, visión negativa del mundo y de sí misma, ideaciones suicidas, aislamiento de la familia y amigos, mutismo, lentitud psicomotora.

Y dentro de los síntomas psicológicos para mencionar algunos podemos citar:

- Distorsión de la imagen corporal.
- Insatisfacción con su cuerpo.
- Pensamiento dicotómico (todo o nada).
- Abstracción selectiva (se centra en aspectos negativos de una situación).
- Preocupación constante por la comida.
- Baja autoestima.
- Inestabilidad emocional.
- Ánimo deprimido.
- Irritabilidad.
- Vergüenza.
- Abuso de laxante y/o diuréticos.
- Regímenes estrictos.
- Abuso de edulcorantes.

2.3. Factores familiares

La familia toma gran relevancia en la aparición y cursos de estos trastornos, ya que es en su seno donde se desarrollan y se aprenden las normas, hábitos y costumbres que inciden en el estilo de vida y más aun en las conductas alimentarias.

Distintas bibliografías coinciden en citar que muchas veces es la familia un factor etiológico de los TCA, ya que se caracterizan por un deterioro en las relaciones al interior de las mismas, debido a una menor adaptabilidad, afinidad, expresividad e independencia, además de la falta de afectividad, manejos de reglas y pobres actividades compartidas entre los miembros.

...las familias de pacientes con BN suelen ser más desorganizadas, menos cohesionadas, críticas, conflictivas, con mayor nivel de agresividad y expresión de desajuste emocional, menor capacidad para establecer relaciones de confianza y ayuda mutua, suelen hacer mayor abuso de sustancias químicas (especialmente alcohol) y tienen más antecedentes de depresión y obesidad. Se puede sintetizar que son familias que en general tienen más conflictos y menor estabilidad... (Sassi, 2008)

La bulimia y la anorexia crean un laberinto de odio, de angustia, vergüenza, culpa, rencor al propio cuerpo. Creando mentiras, simulacros y obsesiones para cumplir su mandato primordial de estar delgadas, convirtiéndose así el cuerpo en el eje sobre el cual gira toda su vida.

3. Etiología

Los TCA son complejos, multidimensionales, de carácter biopsicosocial, por lo que se entiende que su causa es la combinación de diversos factores: biológicos (genéticos y neuroquímicos), psicológicos (expectativas personales altas, baja autoestima, falta de autocontrol), familiares (padres sobreprotectores, ambiciosos, rígidos y evitadores de conflictos) y sociales (sobrevaloración del cuerpo, sociedad del consumo, perfeccionismo).

Como ya fue mencionado, los TCA son multicausales, por lo tanto al igual que sus causas, los síntomas se manifiestan en la persona afectando sus aspectos sociales, biológicos y psicológicos; por lo que no existe un único síntoma capaz de diagnosticar dichos trastornos, sino que el conjunto de ellos los definen.

Para ser un poco más minuciosos en cuanto a la etiología de estos trastornos, las diferentes bibliografías toman como factores causales tres aspectos distintivos: biológicos, psicológicos y sociales.

Dentro de los primeros incluyen ciertos factores genéticos; se considera que la recurrencia de este trastornos entre diferentes miembros de un mismo grupo familiar y el predominio entre el sexo femenino sugeriría la existencia de cierta predisposición genética de la enfermedad. También reconocen ciertos aspectos bioquímicos con respecto al funcionamiento del hipotálamo, teniendo en cuenta su función en relación a la conducta de la alimentación así como de los neurotransmisores (serotonina, noradrenalina, dopamina) que participan en las funciones del hambre y la saciedad, así como los encargados de controlar la ansiedad. Por último, existen ciertas corrientes que dentro de los factores biológicos plantean la posibilidad de la existencia de alteraciones estructurales del sistema nervioso, siendo esto una posible causa de estos trastornos.

Con respecto a los factores psicológicos los autores aúnan criterios en considerar que los pacientes que presentan TCA suelen tener rasgos de una personalidad ambiciosa, sobresalientes, autoexigentes, inseguros, dependientes, inhibidos socialmente, poco hábiles para las relaciones interpersonales, dificultades para asumir responsabilidades, manifiestan pensamientos dicotómicos y rígidos. Tienen mucha dificultad para interpretar y expresar sus emociones. Manifiestan cierta dificultad de separación e independencia con respecto a su grupo familiar; siendo estos posibles factores predisponentes a la enfermedad.

Y por último se citan a los factores sociales, considerando la influencia que tienen hoy los medios de comunicación, las redes sociales, donde se promueve un modelo estético delgado, existiendo una presión social con respecto al cuidado del cuerpo, no como algo saludable sino como algo a controlar y que definirá el éxito de la persona, su capacidad, su potencialidad.

No obstante, como se planteó en un primer momento, consideramos que no solo un factor de los antes mencionados es la causa única de estos trastornos, sino la combinación de ellos puede ser predisponente para padecer un TCA.

La bibliografía actual, además, distingue factores predisponentes, precipitantes y perpetuantes de la enfermedad, además del peso importante de los aspectos socio-culturales y educativos de estos trastornos.

- *Factores predisponentes:* son aquellos que guardan relación con la vulnerabilidad de la persona y son producto de dificultades en la percepción del tamaño corporal, de los estados afectivos internos y viscerales, para lograr la autonomía, crear la propia identidad y acceder a la separación.

  Alguno de estos factores son: la herencia, experiencias de vidas adversas (abuso sexual), ser perfeccionistas, baja autoestima, dóciles, expectativas personales muy altas, tener dificultad para comunicar las emociones negativas y para resolver conflictos, necesidad de complacer y acomodarse a los deseos de los demás, padres sobre protectores, hijas modelos, entre otros.

- *Factores precipitantes:* eventos externos que inducen a estos trastornos sin tener sobrepeso u obesidad. Algunos de ellos son: disrupción de la dinámica familiar (separación o pérdida), dificultad con la tareas del desarrollo en transición a la adultez, amenaza a su autoestima y a la sensación de control de su mundo, llevándolo a una preocupación extrema por su cuerpo y sintiendo así dominio sobre el mismo.

- *Factores de mantenimiento de la enfermedad:* guarda relación con el momento de inicio del tratamiento, cuanto más se demore en éste se encontrarán mayores dificultades de revertir la misma. Algunos de ellos: síndrome de inanición (ausencia de incorporación de alimentos), vómitos en reiteradas oportunidades, abusos de laxantes ante una constipación crónica dando esto sensación de saciedad, perturbación en la imagen corporal, cuando el pensamiento se vuelve egocéntrico, concreto, dicotómico, o bien conflictos familiares no resueltos.
- *Factores socio-culturales:* son todos aquellos que pueden influir en la incidencia de estos trastornos. Algunos de ellos son: la moda, la fuerte demanda del control del peso, la tecnología, los medios de comunicación, las redes sociales y otros.

En la actualidad existen dos elementos que se encuentran dentro de los factores etiológicos antes mencionados que influyen en mayor medida en la incidencia de los TCA, y son: la familia y la sociedad.

La *familia* entendiéndola como un sistema biopsicosocial, en el que cada miembro posee identidad propia, tiene metas que cumplir, las cuales están pautadas evolutivamente y otras surgen del interés personal de cada uno de ellos para así crecer. Es decir, es un ámbito en el que cada uno de sus miembros cumple un rol determinado y a partir de las experiencias que le brinda esta interacción, le permitirá diferenciarse, adaptarse a otros contextos, obteniendo así su propia identidad.

La organización y el modo de funcionamiento de dicho sistema, pueden ser una causa de los TCA, algunas de dichas formas más habituales de esta interacción familiar son: el aglutinamiento (la proximidad y la intensidad del vínculo entre los miembros del sistema provocan que cualquier cambio o problema dentro del mismo repercuta en todos ellos), la sobreprotección (los padres suelen estar muy preocupados por los hijos, generando la demora en el desarrollo de la autonomía y el buen desempeño de cada uno ellos), la rigidez (se niega a los cambios que impone el desarrollo evolutivo de cada miembro desarrollando circuitos de evitación ante ellos), la falta de resolución de conflictos (niegan la existencia de ellos), dificultades de comunicación, expresividad y fallas de soporte emocional, y el hijo enfermo es utilizado como agente desviador de los conflictos conyugales.

La bibliografía refiere que la mayoría de los pacientes con TCA provienen de familias disfuncionales, con conductas dietantes, altos ideales estéticos, en donde suele existir un antecedente familiar que haya padecido TCA, quienes suelen ser las madres. Pero también hay autores que relacionan a los TCA con ciertas características que rondan al primer vínculo de apego que tuvo la persona. Sostienen que los padres con relaciones de apego inseguras y una pobre elaboración psíquica de los eventos emocionales pueden influir en sus hijos preocupaciones y conductas relacionadas con la imagen corporal.

El otro factor considerado también de mayor importancia es la *sociedad* contemporánea, de consumo, en donde la apariencia de la persona está considerada hoy un valor social, de manera tal que la preocupación por la belleza y las selecciones dietéticas son una preferencia colectiva.

La tecnología, los medios de comunicación, el cuidado físico, el marketing de la belleza hacen que el cuerpo hoy tenga un significado social e individual, convirtiéndose estos factores en una presión social que lleva a la persona a buscar la perfección corporal. Para ello utilizan diversos medios inapropiados desencadenando de esta manera una distorsión en la percepción de su imagen corporal.

> ...en una sociedad regida por la moral del mercado, el sujeto alcanza alto valor de cambio cuanto mayor sea su status corporal y, entonces, el cuidado obsesivo de la imagen conduce paradójicamente a la destrucción de lo que quiere realzar, es decir, a la agresión y al daño del propio cuerpo... (Margulis, 1996: 74-75)

Considerando al sujeto como único e irrepetible, creemos que no existe un solo factor que determine la etiología del trastorno, por lo que es necesario conocer a cada sujeto y su medio de relación.

4. Epidemiología

Se considera que los TCA generan un gran impacto en la salud pública, debido al deterioro en el funcionamiento cotidiano, la comorbilidad psiquiátrica, las alteraciones en el crecimiento y desarrollo, lo que afecta la salud física y la calidad de vida. Además, diversas bibliografías remarcan las altas tasas de mortalidad de estos trastornos.

En relación con la epidemiología, y en rasgos generales, las mujeres constituyen el grupo más vulnerable. Habitualmente se desarrolla en la adolescencia y juventud temprana, aunque puede ocurrir después de los cuarenta años y en niños.

Los datos epidemiológicos muestran menos cantidad de casos en la población masculina, aunque va en incremento, siendo estos hoy aun más influenciados por las expectativas socioculturales acerca de la forma corporal, buscando tener un cuerpo escultural, fornido, para así responder a los ajustes y las presiones sociales.

Actualmente se observan otras formas de trastornos alimentarios como la **vigorexia,** muy ligada al culto por el cuerpo, que afecta sobre todo a los hombres y se manifiesta por trabajo intenso para hipertrofiar la musculatura y una alimentación libre de toda grasa y alta en proteína.

También podemos mencionar la **ortorexia**, como la obsesión por la comida natural, sin transgénicos, ni conservantes. Y se habla de otra forma de trastorno en la juventud, ligada a la anorexia y consumo de alcohol.

La bibliografía señala que la incidencia de la Anorexia afecta a uno de cada doscientos jóvenes entre 12 y 18 años. La Bulimia se da con más frecuencia que la Anorexia, su incidencia es cuatro veces mayor. Entre el tres y el diez por ciento de las chicas las sufren. Entre el 50 y 60% de los casos se cura, y el resto de las pacientes cronifican la enfermedad. La mortalidad por AN es de un 10% entre las pacientes que la padecen. Ocurre con más frecuencia en países o sociedades occidentalizadas. La BN es más frecuente en población urbana que rural, no siendo así para la AN, donde no hay diferencia, por lo que se estima que esta última estaría menos influenciada por factores sociales y su origen tendría un base más biológica y, además, estaría influenciada por otros factores, entre los que se encuentran la necesidad de control, el ascetismo y rasgos obsesivo-compulsivos de la personalidad.

Grupos de riesgo: (Prevalencia entre 7 y 10 veces mayor) se encuentran las modelos, los deportistas de alta competitividad, las bailarinas, los luchadores y los jockeys. En estos grupos se destaca la exigencia por determinado peso y forma corporal. Aproximadamente, un tercio de los casos de AN evoluciona hacia la BN. El camino opuesto no es frecuente.

5. Tratamiento

De acuerdo a la etiología, el abordaje de los TCA debe ser interdisciplinario y con profesionales con una sólida formación. Como todo tratamiento, la motivación es un punto crucial para el éxito.

El tratamiento debe aplicarse individualmente y debe incluir soluciones dirigidas a resolver los aspectos psicológicos, las posibles complicaciones orgánicas, un plan de recuperación de peso en caso necesario, psicoterapia individual y o familiar, en algunos casos, medicación... (Sassi, 2008)

Se considera que más allá de ser fundamental un trabajo interdisciplinario para intervenir ante estos trastornos multidimensionales, es necesario que la inervación tenga un carácter educacional, donde se proporcionen los fundamentos sobre lo que los pacientes deben saber acerca de las conductas relacionadas con la comida y con el peso. Y un carácter psico-emocional para poder intervenir ante todos aquellos factores emocionales que dominan y direccionan la conducta de estos pacientes.

Existen tratamientos ambulatorios, para aquellas pacientes que cuentan con un sistema de apoyo social, familiar y que tienen un estado clínico estable. Hay otras situaciones donde la gravedad del compromiso clínico y el riesgo de vida o descompensación hace necesario la internación. La opción de hospital de día y hospitalización es otra modalidad para casos severos. El tratamiento implica seguimiento nutricional, a los fines de re-educar la alimentación, enseñar a comer, es necesario tener en claro que esto es primordial en todo paciente mal nutrido. El seguimiento clínico médico, el tratamiento psicológico es imprescindible, el cual puede ser individual y/o grupal; y cuando es necesario también el abordaje farmacológico.

En relación a este último, los TCA "tienen utilidad clínica, aunque es preciso no olvidar sus limitaciones. Debe realizarlo un médico psiquiatra, generalmente miembro del equipo, con previo examen del estado orgánico general del paciente, nunca debe ser el único tratamiento de estos problemas" (Sassi, 2008). Un programa de tratamiento apuntará a fortalecer la autoestima, y a enfrentarse a los problemas sin recurrir a conductas autodestructivas.

Los principales objetivos de la terapia son:
- Restablecimiento del peso corporal y estabilización fisiológica.
- Normalización de la conducta alimentaria.
- Práctica de ejercicio adecuado.
- Resolución de cogniciones alteradas respecto al peso, la imagen corporal y miedo a engordar.
- Formulación y desarrollo de una identidad conforme a la edad.
- Resolución del conflicto dinámico nuclear. Confianza personal.
- Mejoría de las interacciones familiares e interpersonales.
- Desarrollo de una buena adaptación a su medio social... (Sassi, 2008)

5.1. Posibles abordajes

Cuando se plantea la intervención o tratamiento para estos trastornos es importante que, tanto los terapeutas intervinientes como así también la familia, tengan en cuenta que son procesos largos y que muchas veces implican una continuación luego del postalta.

Algunas terapias que intervienen en el tratamiento de estos trastornos son:

Terapia conductual: consiste en controlar el comportamiento observable a partir de estímulos previos o posteriores al mismo, buscando como principal objetivo recuperar el peso. Para lograr esto se instituyen refuerzos positivos ante el aumento y ante una mayor actividad social, o bien negativos ante el aislamiento. Estos estarán determinados por la individualidad de la persona.

Modelo sistémico: se centra en la terapia familiar estructural, es decir el objetivo es modificar la estructura familiar disfuncional. Esta técnica se basa en mejorar las relaciones personales fuera del ámbito terapéutico y a su vez tratar la incapacidad del paciente para manejarse en el ámbito social.

Cuenta con planes de acción destinados a remplazar patrones interactivos distorsionados, buscando así la autonomía de la persona.

En un primer momento este modelo se centra en la suba del peso y la alimentación de la persona, luego trabajará en la separación del paciente de la familia buscando la independencia del mismo.

Terapia de grupo: considerando que las personas que padecen este trastorno presentan gran dificultad para expresar sus sentimientos y para establecer relaciones sociales, con este modelo se busca revertir esta situación, a partir del diálogo y la interacción entre las personas afectadas, lo que genera gran cantidad de ansiedad y exigencia.

Dentro de este modo de abordaje se incluyen: *grupos para padres* (se brinda a los padres un marco de contención para que ellos se desahoguen y a su vez obtengan guías y consejos de otros padres), *grupos de autoayuda* (organizados por personas que han estado afectadas por estos trastornos de manera tal que sus miembros comparten un mismo problema y se ayudan entre sí para la recuperación sin la participación de profesionales) y *grupos de apoyo* (profesionales que le ofrecen a la persona contención cuando su sistema de apoyo natural es deficiente o inadecuado).

Tratamiento farmacológico: el objetivo principal es la utilización de fármacos para reducir la intensidad y frecuencia de las compulsiones bulímicas, antidepresiva y niveladora de la acción de neurotransmisores.

La cantidad de abordajes que se ofrecen para el tratamiento de los TCA nos demuestra la multidimensionalidad de los mismos. Por lo que consideramos que no existe un único modo de intervención de estos trastornos, como así que ninguno es mejor que otro. Es necesario, como ya lo hemos expuestos, conocer a la persona, su individualidad y a partir de ahí crear un modo de abordaje basado en su singularidad buscando satisfacer todos los aspectos de la persona, por lo que creemos necesario combinar los abordajes, justificando así la importancia del tratamiento de los TCA dentro de un equipo interdisciplinario.

Luego de la exploración bibliográfica, al conocer y descubrir los aspectos más importantes de los TCA, concluimos que a pesar su características multidimensionales, todo se ve reflejado en el cuerpo, donde convergen las experiencia y la historia personal de cada uno. Las personas que padecen estos trastornos manifiestan en un tiempo y en un espacio propio, por medio de su tono, postura, lenguaje, disponibilidad y vivencia corporal su disconformidad, disgusto y enojo hacia él.

Es por lo antes mencionado que consideramos oportuno definir y delimitar el campo de estudio de la Psicomotricidad, para ahondar en sus conceptos y así revelar la importancia del abordaje psicomotriz en el tratamiento de los TCA dentro de un equipo interdisciplinario.

CAPÍTULO II

Psicomotricidad y Trastornos de la Conducta Alimentaria

> *"...Si la complejidad no es la clave del mundo, sino un desafío a afrontar, el pensamiento complejo no es aquél que evita o suprime el desafío, sino aquél que ayuda a revelarlo e incluso, tal vez, a superarlo...".*
>
> *Edgar Morin (1998)*

A partir de lo antes mencionado desarrollaremos los conceptos fundamentales de la Psicomotricidad, para así dilucidar los puntos que guardan relación con los TCA, con la finalidad de justificar la Intervención Psicomotriz, como aporte diferente y complementario a los que se conocen.

Se expondrán a continuación los ejes constituyentes de la Psicomotricidad: cuerpo, espacio, tiempo y relación. También se presentarán brevemente modos de intervención, a través del análisis de la información recabada, definiendo términos y variables que pueden hacer aportes de su especificidad al tema de investigación.

1. Complejidad, globalidad y concepción persona

Es fundamental precisar, que pensamos la Psicomotricidad desde el paradigma de la Complejidad. En *Introducción al pensamiento complejo*, dice Morin: "...así es que el pensamiento complejo está animado por una tensión permanente entre la aspiración a un saber no parcelado, no dividido, no reduccionista, y el reconocimiento de lo inacabado e incompleto de todo conocimiento..." (1998: 23).

Como su palabra lo indica, la Psicomotricidad articula lo psico y lo motor, es decir partimos de una definición que, abarcando ambos conceptos, nos interpela ante el riesgo de reducir las competencias psicomotoras, a dos términos estancos. El abordaje psicomotor no es equivalente a un abordaje psicológico más la suma de un tratamiento motriz. Como ya veremos, la psicomotricidad propone un enfoque, específico y diferente a otras intervenciones: la Psicomotricidad hace una lectura global de la persona, de sus producciones corporales en relación con el otro, con el fin de contribuir a su desarrollo integral.

Cuando hablamos de la persona, la entendemos como un ser psicomotor, como una globalidad encarnada en un cuerpo indivisible de sus emociones e integrado con su psiquismo, que posee una historia, experiencias, deseos y que se desarrolla en relación con los otros y con el medio en el cual está inmersa. En esta singularidad es que se manifiestan, dentro de la gran gama de posibilidades de expresión de los movimientos, las posibilidades y dificultades que cada uno posee.

Lo que caracteriza a la Psicomotricidad es una mirada desde la globalidad, considerando al sujeto en función de su historia y en relación con los otros, con el medio, con los objetos, con el espacio y con el tiempo. La Psicomotricidad le brinda a la persona un espacio donde puede conocerse y utilizar a su cuerpo como medio de expresión, de comunicación y de relación.

A partir del *feed back* del sujeto con su entorno y de los cambios evolutivos que atraviesa, va a desplegar su desarrollo psicomotor, creándose una trama de relaciones que se reflejarán en la expresividad psicomotriz, definiendo así una particular forma de ser y estar en el mundo. Así se manifiestan en las producciones corporales-afectivo-emocionales la gran gama de posibilidades y dificultades que cada uno posee.

Sabemos que las posibilidades corporales que posee el hombre le permiten crear, comunicarse, percibir, relacionarse, tener sentimientos, comprender, recordar, es decir realizar actividades que lo identifican como ser humano y ponen de manifiesto la relación que se entabla con su entorno.

Es por ello que coincidimos con Pedro Berruezo y Adelantado cuando sostiene que:

> La Psicomotricidad, como su nombre claramente indica, intenta poner en relación dos elementos: lo psíquico y lo motriz. Se trata de algo referido básicamente al movimiento, pero con connotaciones psicológicas que superan lo puramente biomecánico. La Psicomotricidad no se ocupa, pues, del movimiento humano en sí mismo, sino de la comprensión del movimiento como factor de desarrollo y expresión del individuo en relación con su entorno. (2013: 44)

En síntesis, en la articulación entre lo Psico y lo Motor, hay un sujeto único encarnado en un cuerpo-afectivo-emocional; este sujeto ha construido su propia expresividad psicomotriz en relación a sus vínculos con otras personas, consigo mismo, con el medio que lo rodea, con los objetos, con el espacio, con el tiempo, de acuerdo a su historia personal, a sus experiencias, oportunidades, posibilidades, y es siempre atravesado por su contexto socio-histórico y cultural.

Por ello comenzamos hablando del paradigma de la complejidad (Morin, 1998). En Psicomotricidad no hay relaciones unívocas de causa y efecto; por el contrario, existe una persona, atravesada por múltiples situaciones y contextos, que contribuyen y determinan su constitución como sujeto psicomotor. Pretender dar respuesta desde la Psicomotricidad, apelando a una única relación causa-efecto, es hoy no sólo un reduccionismo, sino un razonamiento ingenuo. Entonces el término "globalidad" referido a la persona, definirá la mirada de la psicomotricidad.

Cuando hablamos de "globalidad de la persona" nos referimos a que la persona es un ser "bio-psico-socio-eco-cultural" (Bottini y Sassano, 2013: 27) en la cual se interrelacionan tres subsistemas básicos: subsistema motor-instrumental, subsistema tónico-emocional y subsistema práxico-cognitivo. A su vez, este sistema persona se encuentra dentro de un contexto socio histórico y cultural. No podemos pensar a la persona sujeto de intervención, aislado de su contexto, de su cultura, ni de su historia vincular.

La Intervención Psicomotriz, entonces, es específica y diferente de otras prácticas y abordajes corporales, porque además el Psicomotricista dispone su propio cuerpo como instrumento de intervención. Para ello tiene una amplia formación, que consta de formación teórica, formación práctica (técnico profesional) y la formación corporal específica (Camps, et al., 2011: 16).

La referencia"Psico" hace alusión a lo afectivo-emocional, pero también a competencias cognitivas. Al referirnos a lo motor, hablamos del cuerpo en movimiento y como medio de relación y comunicación; lo psico y lo motor nos interesan siempre en relación (con uno mismo, con los otros, con los objetos, el espacio, el tiempo), y dentro de un contexto socio-histórico y cultural, que considera y revaloriza la historia personal, única e irrepetible de cada sujeto. Por lo tanto, la Psicomotricidad es una práctica de abordaje corporal, que trabaja con el cuerpo en movimiento, considerando la expresividad psicomotriz del sujeto en relación, y que se fundamenta en sus propios constructos teóricos, y con el aporte de otras disciplinas (neurofisiología, psicología del desarrollo, psicoanálisis, psicología sistémica, sociología).

2. Definiendo la Psicomotricidad

El Forum Europeo de Psicomotricidad (www.psychomot.org) ha elaborado la siguiente definición[1]:

---

1   Revisada por la Federación de Asociaciones de Psicomotricistas del Estado Español (1996).

Basado en una visión global de la persona, el término "Psicomotricidad" integra las interacciones cognitivas, emocionales, simbólicas y sensorio-motrices en la capacidad de ser y de expresarse en un contexto psicosocial. La Psicomotricidad, así definida, desempeña un papel fundamental en el desarrollo armónico de la personalidad. Partiendo de esta concepción se desarrollan distintas formas de intervención psicomotriz que encuentran su aplicación, cualquiera sea su edad, en los ámbitos preventivo, educativo, reeducativo y terapéutico. Estas prácticas psicomotrices han de conducir a la formación, a la titulación y al perfeccionamiento profesionales y construir cada vez más el objeto de investigaciones científicas... (En: Berruezo y Adelantado, 2008: 31)

La declaración de Foro Europeo de la Psicomotricidad (FEP), la Organización Internacional de Psicomotricidad y Relajación (OIPR), y la Red Latinoamericana de Universidades con Formación en Psicomotricidad (Red Fortaleza de Psicomotricidad)[2] nos dice que:

La Psicomotricidad considera, desde una visión global del ser humano, que las interacciones entre los registros psicológicos, perceptivos y motores, modelan las funciones psicomotoras, que se despliegan en el entorno físico y humano. Estos consisten en el control tónico-postural, la motricidad, las competencias espacio-temporales y de las representaciones del cuerpo y están dependientes de la maduración y de las condiciones ecológicas/ambientales. Por lo tanto, es necesario un abordaje conjunto de los funcionamientos físico, emocional, afectivo y cognitivo...

...En este contexto psico-neuro-desarrollo, por definición, el trastorno psicomotor no responde necesariamente a una disfunción neurológica única o una entidad nosológica estable. Todas las funciones psicomotoras, pero también las grandes funciones humanas pueden verse a menudo, afectadas en forma de síndromes...

Así también Mirtha E. Chokler expresa que:

Si la Psicomotricidad existe como disciplina científica es porque recupera el lugar del cuerpo... parte de una concepción del hombre como emergente de sus circunstancias histórico-sociales y en transformación. Hombre cuyo cuerpo... es el resultante de las relaciones económicas, de los valores y creencias religiosas, del desarrollo tecnológico y científico y del poder de la clase social y del grupo en el cual se desarrolla. La Psicomotricidad es la disciplina que estudia al hombre... decodificando el campo de significaciones generadas por el cuerpo y el movimiento en relación y que

---

2   <http://www.rets.epsjv.fiocruz.br/es/noticias/psicomotricidad-entidades-internacionales-declaran-principios> (última visita 9/6/2018); <http://www.rets.epsjv.fiocruz.br/sites/default/files/declaration_fep-oipr_red_e-f-s_final_espanol.pdf> (última visita 9/6/2018).

constituyen las señales de su salud, de su desarrollo, de sus posibilidades de aprendizaje e inserción social activa; y también las señales de la enfermedad, de la discapacidad y de la marginación. (1988: 13-15)

También Esteban Levin, escribe:

El Psicomotricista se interesa por el cuerpo y la motricidad en sus diferentes variables: privilegiando la mirada. El psicoanalista, en cambio, se ocupa de escuchar el discurso de un sujeto fundamentalmente en sus fallidos, sueños, olvidos, lapsus, etcétera, donde emerge el inconsciente: privilegia la escucha. Pero del cuerpo, las posturas, los gestos y el movimiento que no funcionan se preocupa la Psicomotricidad, que pondrá en juego su mirada particular. (1991: 15-16)

Seguidamente centraremos nuestra mirada en el objeto de estudio de esta disciplina, teniendo en cuenta que los TCA se manifiestan principalmente en el cuerpo, y desde ahí a los otros aspectos. Es a través de la acción, del movimiento, el lenguaje y el pensamiento, que nos relacionamos con el medio y a su vez satisfacemos nuestras necesidades. Es por eso que la Psicomotricidad dirige la mirada al movimiento, entendiéndolo como un medio a través del cual se manifiesta el psiquismo del sujeto.

3. Cuerpo

> *"Cuerpo contenedor y productor de aquello que somos*
> *y que tenemos, capaz de producciones muy diversas:*
> *orgánicas, emocionales, psíquicas, mentales, materia-*
> *les..., que se expresa y manifiesta a partir y a través*
> *del movimiento..."*
>
> *Nuria Franc (2001)*

3.1. Resignificando el lugar del cuerpo

Pablo Bottini (2013) en su texto "Todos los cuerpos, el cuerpo", resalta la importancia de la concepción de cuerpo para todos aquellos que lleven a cabo prácticas corporales y psicomotrices. Muchas son las acepciones de cuerpo que diferentes psicomotricistas han desarrollado, y que muestran un trasfondo histórico y filosófico específico. Por ello, todavía es necesario seguir revisando la concepción del cuerpo que le interesa a la Psicomotricidad. Muchas profesiones trabajan con el cuerpo como objeto de intervención pero las miradas, y las concepciones filosóficas al respecto son bien diferentes entre las disciplinas. Los cambios permanentes socio-históricos y culturales, los avances tecnológicos, viejas patologías que se muestran hoy de formas novedosas, nos obligan a seguir debatiendo y pensado en relación a la concepción de cuerpo para la Psicomotricidad.

> La práctica psicomotriz surgió de la observación de fenómenos que por su carácter no podían ser encuadrados en una u otra disciplina científica y se resistían a remitir y ser comprendidos desde los campos conceptuales propios de cada una de ellas y ameritaban, entonces un abordaje que fuera específico y atendiera a la complejidad intrínseca de los mismos... (Bottini, 1998: 35-36)

Hemos hablado de lo motor, del cuerpo en movimiento, pero ¿es lo motor del cuerpo lo que le interesa a la Psicomotricidad? Cuando decimos "lo psico", ¿nos referimos a algo que está en el cuerpo?…
Dice Antonio Damasio:

> ...el cuerpo tal como está representado en el cerebro, puede constituir el marco de referencia indispensable para los procesos neurales que experimentamos como la mente; que nuestro mismo organismo, y no alguna realidad externa absoluta, es utilizado como referencia de base para las explicaciones que hacemos del mundo que nos rodea y para la interpretación del sentido de subjetividad siempre presente que es parte esencial de nuestras experiencias; que nuestros pensamientos más refinados, y nuestras mejores acciones, nuestras mayores alegrías y nuestras más profundas penas, utilizan el cuerpo como vara para medir... (2011: 14)

Al respecto, dicen Ansermet y Magistretti: "la constitución de esta realidad interna inconsciente, fundada sobre los mecanismos de la plasticidad, no es exclusivamente un fenómeno de orden psíquico, sino que también involucra al cuerpo" (2008: 17). En tanto Freud (en: Ansermet-Magistretti, 2008: 17), concibe a la pulsión como un concepto límite entre lo somático y lo psíquico.

Como sabemos, la tradición teológica tiene una fuerte impronta de dualismo cuerpo y alma; a la que continuó el dualismo cartesiano cuerpo y mente. Estas fuertes referencias culturales, "…se han transmitido de generación en generación, se han anclado profundamente en nuestro inconsciente individual y colectivo…" (Lapierre, 2008: 15). Por ello el análisis de lo que le sucede a un sujeto desde un sólo punto de vista, ya sea desde el sistema nervioso, o sólo desde la constitución subjetiva, es un intento de reducir explicaciones con un orden de causa-efecto. ¿Dónde queda la dinámica vincular inconsciente dentro de las relaciones? ¿Dónde queda el lugar del sujeto dentro de un sistema familiar? ¿Cuál es la impronta del contexto socio-histórico y cultural en el desarrollo de una persona? Cuando hablamos de Psicomotricidad, lo hacemos desde la "globalidad".

Marcelo Pakman, en *Introducción al pensamiento complejo* dice:

...gracias a estudiosos como Edgar Morin, entendemos que el estudio de cualquier aspecto de la experiencia humana ha de ser, por necesidad, multifacético. En que vemos cada vez más que la mente humana, si bien no existe sin cerebro, tampoco existe sin tradiciones familiares, sociales, genéticas, étnicas, raciales, que sólo hay mentes encarnadas en cuerpos y culturas, y que el mundo físico es siempre el mundo entendido por seres biológicos y culturales... (en Morin, 1998: 18)

El cuerpo es esencial al ser humano, nos da presencia física, es –nada más y nada menos– lo que nos permite ser y estar en el mundo. Cuando hablamos del cuerpo desde la Psicomotricidad no nos referimos a aquella entidad física anatómica y fisiológica (formada solo por músculos y huesos), sino que lo pensamos como una realidad compleja. Además de lo biológico se encuentra entramado por aspectos afectivos-emocionales-socio-culturales, que dan a ver a la persona tal como se desarrolla en la sociedad en la cual se encuentra inmersa. El hombre es ante todo un ser psicomotor que actúa y se descubre en relación con otros.

Cuando nos referimos al cuerpo que le interesa a la Psicomotricidad, parafraseamos la compleja definición que concibiera Julián de Ajuriaguerra:

- Una entidad física, con superficie, peso, etc., que evoluciona de lo automático a lo voluntario, para luego volverse a automatizar con mayor libertad de acción y economía de movimiento. Al principio es otro quien maneja ese cuerpo, pero después será actuante y transformador. Es la sustancia constituyente del hombre, aquella que confirma su existencia. Nos pertenece, pero a la vez forma parte del mundo, es superficie e interior, es inerte y palpitante.
- Es efector y receptor de fenómenos emocionales, sobre los demás y sobre sí mismo. El niño descubre su cuerpo mediante los desplazamientos que le son impuestos y por sus reflejos. Al madurar descubre los objetos exteriores, experimenta, vive con autonomía su propia experiencia, genera emociones.
- Se sitúa en el espacio y el tiempo. Al principio en un tiempo biológico, regulado por las necesidades básicas, luego será un tiempo cronológico. Su espacio es manipulado, por su poca capacidad de acción; más tarde sale a la conquista de su espacio. Esta aprehensión del tiempo y la conciencia del cuerpo, no son aislados o abstractos, se inter-relacionan recíprocamente, son posibilidades de acción. Esa dinámica del cuerpo en acción no puede realizarse sino en el espacio, pero este, a su vez no significa nada, sin un cuerpo que actúe en él. El cuerpo es el punto de referencia de un trípode inseparable con el espacio y el tiempo.

- Es una totalidad en la que puede aislarse distintos componentes, cuyos campos de acción son diferentes: eje, tronco y miembros inferiores, por una parte y miembros superiores por otra. En un primer momento es fragmentado y luego con la evolución comienza a vivirse como una totalidad difusa, pasando por la confusión con el otro, donde siente en y con el otro. Le sigue otra fase en la que vive el cuerpo del otro y el suyo propio como si ambos fueran el mismo. Luego de vivir sus fragmentos como totalidades, descubrirá que esas partes son un todo: su cuerpo.
- Es co-formador. A partir de la simbiosis con el otro, objeto de amor y temor, diferenciado de los extraños. El conocimiento de ese otro le permite al niño darse cuenta que si el otro está formado por segmentos que configuran un todo, esos mismos segmentos existen en él y él los puede reconocer. De hecho, se trata de una totalidad en la que se halla implicada la imagen especular del otro; un yo a partir del otro.
- Es conocimiento; desde la noción sensorio-motriz donde actúa en un espacio práctico, se desarrolla hacia el mundo exterior en un cuerpo vivido, pasando por una noción preoperatoria, condicionada a la percepción en el espacio, que en parte ya está representada en el cuerpo, basado en la actividad simbólica. Es el cuerpo sentido, percibido. Por último, la noción operativa, encuadrada en el espacio objetivo, representado, con estrecha relación a la operatividad general en el terreno espacial. Es el cuerpo representado.
- Cuerpo es lenguaje. Tiene vital relación con el lenguaje. Este puede ser pre-verbal, a partir de la vivencia afectiva, mediante gestos o mímicas, manera privilegiada de comunicación en la adquisición del lenguaje humano, o bien mediante el lenguaje verbal que facilita la acción, el conocimiento del cuerpo y la comunicación. Es en la congruencia de ambas modalidades del lenguaje que el sujeto asienta sus efectivas posibilidades de comunicación cotidiana.
- Desde el punto de vista psicosocial, el cuerpo se constituye en función de la imagen que nosotros vemos del cuerpo del otro, lo que determina que condicionemos nuestra propia imagen a los condicionantes sociales. (de Ajuriaguerra, 2013: 44-46)

Y refiere Bottini que hoy se conoce el sustrato neurofisiológico de este fenómeno denominado como Neuronas en espejo, diciendo: "…desde luego, este tema nos remite a la consideración del género y su condicionamiento en el proceso de constructividad corporal, el que excede a la determinación biológica sexual de nacimiento, pero de la que no puede desentenderse…" (2013: 46).

Lo importante a rescatar es que: "…no somos un cuerpo órgano, sino un cuerpo relacional, comunicativo e interactivo, sede de las emociones, vía de acceso al conocimiento, facilitador o límite en el desarrollo personal" (Carta, 2016).

Es por ello que al definir a la persona no podemos caer en el paradigma de la simplificación y comprenderla de manera fragmentada; es más que este reduccionismo en el que se cae con facilidad, es una globalidad, una unidad, cuyo cuerpo manifiesta, refleja una manera de ser y estar en el mundo.

Por eso entendemos que la Psicomotricidad resignifica el lugar del cuerpo desde una visión integradora, de una forma dinámica como un ser que siente, actúa, piensa, accede al mundo y a la relación con los otros.

Así nos vamos adentrando a conceptos claves dentro de la Psicomotricidad, por ello si hablamos de cuerpo, debemos definir esquema corporal e imagen corporal.

3.2. Esquema corporal

El cuerpo desde su nacimiento está permanentemente en contacto e interacción con su entorno, del que se enriquece en forma constante a través de los sentidos (ya sean táctiles, kinestésicos, olfatorios, gustativos, auditivos, visuales). Por ello el cuerpo evoluciona de lo reflejo a lo voluntario, en relación con la maduración de los centros nerviosos y también con la cantidad, calidad y oportunidades de estímulos que recibe del medio. El esquema corporal es el resultado de toda esta experiencia corporal con su entorno. A su vez, todo esto es atravesado siempre por los primeros vínculos que determinan su vida afectivo-emocional, las futuras relaciones (consigo mismo, con los demás, con los objetos, con el espacio y con el tiempo) y que como veremos en el siguiente apartado van constituyendo su imagen corporal.

Se entiende por esquema corporal a la representación mental que tenemos de la experiencia propia al accionar con el cuerpo, tomando el individuo poco a poco conciencia de esto, a través de la percepción y la vivencia, en interrelación con personas y objetos en un espacio y tiempo determinado. Comprende todos los mecanismos y procesos de los niveles motores, tónicos perceptivos y expresivos, comunicativos, investidos constantemente por el aspecto afectivo (sentimiento).

Es decir, la persona se descubre a través de la actividad corporal, global e instintiva, en un principio, diferenciada e intencional luego; y esta experiencia corporal le permitirá descubrir el mundo que lo rodea. De modo tal que el esquema corporal se convierte en un elemento importante en la construcción de la personalidad de la persona.

El mismo se estructura a partir de las múltiples experiencias que se tiene de las partes, de los límites, de la movilidad del cuerpo; las percepciones que dichas experiencias emanan permitirán la progresiva integración.

Se construye a través del aprendizaje y la experiencia real, es decir, está sujeto a lo evolutivo, vivido y temporal. Su evolución está ligada al desarrollo psicomotor, no es permanente, ni acabado, sino una síntesis hecha a cada instante y con características diferentes según la acción.

Le Boulch (1971) distingue tres etapas en la evolución del esquema corporal:

- Etapa del cuerpo vivido (hasta los 3 años): a partir de su comportamiento global y con su relación con el adulto, el niño va conquistando su cuerpo.
- Etapa de discriminación perceptiva (de 3 a 7 años): progresivo desarrollo de la orientación del esquema corporal. Hacia finales de esta etapa el niño es capaz de considerar a su cuerpo como totalidad como así también centrar su atención en una parte determinada del mismo.
- Etapa del cuerpo representado (de 7 a 12 años): el niño logra una independencia funcional y autoevaluación de sus segmentos. Busca conquistar su autonomía. Esta etapa corresponde en el plano intelectual con el estadio de las operaciones concretas (según Piaget), lo que favorece a que el niño logre tener una imagen anticipatoria de su esquema corporal, permitiéndole hacer más consiente su motricidad.

La configuración de este puede no coincidir con el cuerpo real a quien pertenece, esto puede ocurrir no solo a causa de trastornos en el desarrollo psicomotor, sino también ser consecuencia de cambios bruscos en la constitución corporal (embarazos, amputaciones, modificaciones en la adolescencia, etc.). Este fenómeno remite a un sentimiento de ruptura, entre lo que tenemos y lo que somos, en tanto se vive, se siente y se actúa, en función de cómo éramos antes de haberse producido el cambio.

Dicha mala integración del esquema corporal puede generar dificultades en la relación persona-mundo externo, dándose a ver en los siguientes aspectos: percepción de sí mismo, dificultades en la estructuración espacio-temporal, en el área motriz (torpeza, dificultades en la coordinación), relación consigo mismo, con el otro e inseguridad en las relaciones.

De modo contrario, una buena integración del esquema corporal favorece a la adaptación de la persona al medio, al tiempo y espacio en el que se desarrolla, contribuyendo así a la disposición corporal adecuada para la realización de las diferentes acciones.

El esquema corporal es la representación del cuerpo, sus segmentos, límites y posibilidades de acción. Los elementos que lo componen son: la actividad tónica, el equilibrio, la lateralidad, la motricidad, las coordinaciones y la conciencia corporal.

Consiste en la imagen mental del propio cuerpo, de sus miembros, posibilidades de movimiento y limitaciones espaciales. La conciencia de todos los miembros corporales y sus posibilidades de movimiento es lo que permite la elaboración mental del gesto preciso a realizar previamente a su ejecución y la posibilidad de corregir los movimientos innecesarios o inadaptados. La importancia principal del esquema corporal radica en que su aprendizaje es básico para la calidad del desarrollo de la imagen corporal.

Dolto lo define de la siguiente manera: "El esquema corporal especifica al individuo en cuanto representante de la especie, sean cuales fueren el lugar, la época, o las condiciones en que vive" (1986: 21).

Por el contrario, Esteban Levin considera que "el esquema corporal es lo que uno puede decir o representarse acerca de su propio cuerpo. La representación que tenemos del mismo. Es del orden de lo evolutivo, de lo temporal" (1991: 64).

Podemos decir que el esquema corporal es del orden de lo cognitivo, en tanto representación mental, pero también evolutivo, ya que a medida que un niño se desarrolla, su esquema corporal se modifica y evoluciona. Se espera que antes de la adolescencia, la persona haya adquirido un adecuado esquema corporal.

El esquema corporal se evalúa con diferentes técnicas, pero básicamente desde la Psicomotricidad se espera que una persona pueda nominar y señalar las partes de su cuerpo en sí mismo, y también en el examinador. También se espera que una persona pueda representarlo simbólicamente. Una persona que ya ha adquirido y consolidado su esquema corporal puede por una patología involucionar. Pero en condiciones de salud, decimos que el esquema corporal es evolutivo.

Haremos un paréntesis para compartir algunas experiencias. Más allá de los resultados de esta investigación, lo que hemos observado a lo largo de cinco años de trabajo con personas con TCA, es que aquellas que tienen distorsión en su imagen corporal también presentan cierto "desajuste" con relación al esquema corporal, por lo cual nuestra experiencia, nos remite a que tanto esquema como imagen corporal, son una trama indisociable. Y esto nos lleva a relevar la importancia del trabajo de conciencia corporal, que va a incidir en la imagen que tenemos de nosotros mismos. Retomaremos esto más adelante al momento de hablar de la Intervención Psicomotriz con adultos.

3.3. Imagen corporal

Al referirnos a la imagen corporal, hablamos de aquella representación consiente e inconsciente que cada uno posee de su cuerpo. De modo tal que en dicha representación no solo depende de la percepción que se tenga del cuerpo sino también de aspectos libidinales y afectivos que lo incluyen.

Es por ello que la imagen corporal se define como la representación inconsciente que cada uno tiene de sí mismo, de la forma, posición y movimiento del cuerpo en el espacio. Es construida según cómo percibimos nuestro propio cuerpo y según las experiencias corporales que vamos viviendo a lo largo de nuestras vidas, las cuales quedan en nuestra conciencia y forman modelos organizados de nosotros mismos. Es decir, es la posibilidad que el sujeto tiene de interiorizarse, de encontrarse, de descubrirse.

Esta representación interiorizada del cuerpo está íntimamente ligada a los lazos afectivos que tiene el sujeto y también con la imagen de su cuerpo que le devuelven los demás.

El desarrollo de ésta y la noción del propio cuerpo van unidos al desarrollo del individuo, ya que empieza a formarse desde los primeros meses de vida. Es decir, que esta imagen corporal se adquiere y forma a través de un permanente contacto con el mundo. No se trata de algo fijo, ni predeterminado e inamovible, sino de una estructura propia de todo ser humano, sujeta a cambios permanentes; los cuales guardan relación con las acciones en y con el mundo externo.

La formación de la imagen corporal es un proceso dinámico, en el que el cambio de uno de los factores que la componen modifica los demás. A lo largo de la vida y a medida que el cuerpo cambia, se espera que esta imagen pueda ir actualizándose. Existen patologías, donde las personas perciben una imagen distorsionada del propio cuerpo, y en estos casos hablamos de una condición patológica, que puede expresarse en mayor o menor severidad.

Cómo percibimos y experimentamos nuestro cuerpo se relaciona significativamente a cómo nos percibimos a nosotros mismos; por eso F. Dolto afirma que "la imagen del cuerpo… por el contrario, es propia de cada uno, está ligada al sujeto y a su historia" (1986: 21).

Aunque para E. Levin "la imagen corporal es constituyente del sujeto deseante y como tal, es un misterio. No es en absoluto del orden de lo evolutivo, se va constituyendo en el devenir histórico de la experiencia subjetiva" (1991: 64).

Como dijimos anteriormente, el mundo que rodea al sujeto es un factor que interviene en la construcción de la imagen corporal, pero a la vez creemos que su historia personal y el estado anímico de cada uno desempeñan un rol fundamental dentro de este proceso dándole a su imagen un carácter propio, personal, único.

La imagen corporal es el reflejo de nuestro cuerpo. Es el sentir que uno tiene de su propio cuerpo, es la representación mental de cómo nos vemos y cómo somos vistos. Por ello la imagen corporal incluye la manera en la cual nos percibimos, cómo nos sentimos en y con nuestro cuerpo.

La construcción de la imagen corporal está determinada por la combinación de tres componentes fundamentales: un componente conceptual (el cual hace referencia a cómo percibimos el tamaño corporal), un componente subjetivo (cognitivo-afectivo) de las actitudes, sentimientos, cogniciones y valoraciones que suscitan el cuerpo; y un componente conductual (conductas que provocan la percepción del cuerpo y los sentimientos asociados a él).

Si observamos la incidencia de las modas, de los estereotipos sociales y culturales del cuerpo y en consonancia el concepto de Globalidad de la persona desde la mirada de la Psicomotricidad (Bottini y Sassano, 2013), es importante destacar que lo social y cultural son factores que subyacen y afectan también en la imagen corporal. Es decir, los estereotipos imperantes en cada cultura y sociedad también son una impronta que inciden en la imagen corporal de las personas. Al ser el hombre un ser social, no puede mantenerse excluido de los imaginarios sociales. Esto no debería desconocerse, sobre todo con relación a los trastornos que cursan con distorsión de la imagen corporal. El ideal de belleza del cuerpo de la mujer y del hombre es diferente no sólo en oriente y occidente, sino en cada cultura y cada momento histórico. Un cuerpo renacentista es muy diferente a los estereotipos de cuerpo actuales en nuestra cultura.

De modo tal que podemos resumir que la imagen corporal es del orden de lo inconsciente, está íntimamente relacionada con el esquema corporal, por lo cual decimos que es el resultado de procesos afectivo-emocionales, de la propia historicidad de cada sujeto, de su vivencia en relación al propio cuerpo, de procesos cognitivos, sensoriales (determinada manera de organizar información táctil, cenestésica, propioceptiva, visual); todo esto tamizado por un sistema de creencias y valores tanto sociales como culturales.

4. Espacio y tiempo

Desde la Psicomotricidad, los cuatro ejes fundamentales de dicha disciplina son: el cuerpo (del cual se desprende el esquema e imagen corporal), el espacio, el tiempo, y la relación. Es por eso por lo que la intervención de la Psicomotricidad se basa en ofrecer un espacio y un tiempo para que la persona ponga en juego su capacidad de elaboración y resolución de obstáculos, recuperando el placer y el poder del movimiento a través del despliegue corporal y de las diferentes acciones donde el cuerpo está presente.

La concepción del espacio y el tiempo tienen una elaboración paulatina en los inicios de la vida, hasta que se acercan a lo que objetivamente son, es decir a las nociones que tienen los adultos, las cuales son fruto de sus experiencias.

La estructuración espacio-temporal emerge de la motricidad y depende inicialmente de la noción corpórea o esquema corporal del sujeto, por lo tanto consideramos que la personas que presentan TCA, al estar distorsionado tanto el esquema como la imagen corporal, repercute directamente en la construcción de estas nociones.

La estructuración del espacio requiere de una buena adquisición del esquema corporal y a su vez, el dominio del cuerpo en el despliegue, en las coordinaciones, es influenciado por la estructuración del espacio. De modo tal que el espacio va a ser alcanzado por el movimiento, tomándose al cuerpo como punto de referencia y relacionándose así con el mundo de los objetos que nos rodean.

Tanto el espacio como el tiempo "son el sustrato de nuestra acción en el mundo; …nos constituyen en la medida que los constituimos; forman parte de nuestro universo de los símbolos" (Sassano, 2015: 17).

Se entiende por espacio a aquel lugar que ocupa cada cuerpo y la distancia entre dos o más personas u objetos. "Es la del lugar con límites definidos que contienen todo cuanto existe en la realidad material y la totalidad de las fuerzas que actúan en el mundo" (Sassano, 2015: 22).

En los primeros años, el espacio es según como el individuo puede aprehenderlo, con la matriz que le imprimen sus esquemas de asimilación de la realidad: es donde se hace y se ejerce la acción.

El conocimiento y dominio espacial requieren de tiempo para desarrollarse. En la etapa sensorio-motriz los niños comprendidos entre cero y doce meses gradualmente aprenden a seguir con la vista los objetos, también a alcanzarlos y asirlos. Luego el niño se percata únicamente de los objetos que puede ver, si pierde un objeto de vista, ya no existe para él; no lo busca, sino que desvía su atención hacia algo más que esté dentro de su campo visual. Posteriormente los niños aprenden a mover su cuerpo para buscar cosas fuera de su campo inmediato de visión y aprenden a manipular los objetos en el espacio para verlos desde diferentes ángulos.

En el primer año de vida, se alcanzan grandes éxitos en el dominio del movimiento en el espacio y de las acciones. Al arribar a los doce meses (aproximadamente) el niño que empieza a caminar aprende que él está ubicado en el espacio, aprende la forma en que los objetos cambian de posición con respecto a otros. Al finalizar la etapa sensorio-motriz, han desarrollado la habilidad de representar el espacio mentalmente. Las relaciones de proximidad (qué tan cerca están las cosas en el espacio) y de separación (qué tan alejadas se encuentran) son fundamentales para la comprensión del espacio por parte del niño.

De modo tal que en esta etapa será la capacidad de movimiento quien le irá dando sentido al espacio representado, será el cuerpo del niño la referencia para crear y orientarse en el espacio.

En la etapa pre-operacional (tres y cuatro años) exploran activamente estas relaciones cuando separan y unen las cosas, cuando las ordenan y reordenan en el espacio. También aprenden a describir dónde están las cosas, las distancias que hay entre ellas y las direcciones en las que se mueven. De cinco a siete años el orden espacial también empieza a tener sentido.

En la edad preescolar los niños pueden localizar las cosas dentro de ámbitos mayores y mucho más complejos, utilizan el espacio y se orientan mejor en el mismo; son capaces de ejecutar desplazamientos variados por diferentes planos, direcciones y posiciones. En este grupo de edad los niños reconstruyen las relaciones espaciales, ya adquiridas en un plano perceptual, al plano de las representaciones.

La estructuración del espacio atraviesa diversas etapas, de las cuales podemos nombrar: 1° *espacio de acción* (se lo conquista a través del movimiento), 2° *espacio del cuerpo* (se orienta teniendo como referencia su propio cuerpo), 3° *espacio de los objetos* (logra establecer direcciones, distancias entre los objetos) y 4° *espacio proyectivo* (el niño entiende operaciones espaciales de modo abstracto).

La noción del espacio en la persona, como en el caso del esquema corporal, es construida por medio de las acciones motoras, más tarde acciones interiorizadas que llegarán a organizarse en operaciones.

Según Pedro Pablo Berruezo y Adelantado:

La noción del espacio se va elaborando y diversificando de modo pro-gresivo a lo largo del desarrollo psicomotor y en un sentido que va de lo próximo a lo lejano y de lo interior a lo exterior. Es decir, el primer paso sería la diferenciación del yo corporal con respecto al mundo físico exterior. Una vez hecha esta diferenciación se desarrollarán, de forma independiente el espacio interior en forma de esquema corporal y el espacio exterior en forma de espacio circundante en el que se desarrolla la acción. (2013: 81)

Tanto el espacio como el tiempo están presentes en toda percepción, que es extensa y tiene duración, aunque en el niño la duración está lejos aún de la temporalidad adulta.

El tiempo es tan solo una sucesión poco diferenciada de los acontecimientos rutinarios. De modo tal que toda actividad del hombre se despliega en un contexto temporal, el cual está determinado por dos aspectos: uno exacto, determinado por el tiempo de la naturaleza (día-noche, las estaciones del año, meses, años). Y otro aspecto socio-cultural determinado por las costumbres particulares de cada sociedad.

> Tomando la concepción de Merleau Ponty el tiempo no es un proceso real, una sucesión efectiva que se podría registrar, sino que nace de la relación con las cosas. (Sassano, 2015: 99)

En el recién nacido la noción temporal es casi inexistente, el niño no posee al nacer un esquema temporal, sino que paulatinamente va adquiriéndolo a través de su crianza, de las costumbres de su ambiente y del lenguaje. Al principio, el tiempo es igual a la duración psicológica de los actos; después va a establecer una relación de esta duración con los hechos del mundo externo y por último incluirá los actos en la serie de sucesos rememorados, así forma la historia de su medio y convierte al tiempo en la red que ensambla la estructura objetiva del Universo.

La vida misma nos impone constante cambio, nos impone fuentes de satisfacción, cambio y movimiento, ante lo que desplegamos acciones diferentes, con consecuencias diferentes, todo para adaptarnos activamente a este devenir, del cual se irá estructurando la noción de tiempo.

Para Pedro Pablo Berruezo y Adelantado:

> Los desplazamientos ocasionan estados espaciales distintos y sucesivos cuya coordinación o relación no es más que el tiempo mismo. El tiempo es, pues, lo que acontece entre dos estados espaciales sucesivos en los que se puede encontrar una persona, animal u objeto. (2013: 82-83)

Al nacer el tiempo va siempre junto al espacio. Y se va desarrollando junto al desarrollo intelectual, de esta manera se van adquiriendo nociones temporales. En un primer momento "...las nociones temporales las realiza el niño en experiencias muy tempranas, en las que percibe la duración, el orden de los sucesos, pero a través de su organismo, sin tener conciencia de ello, más que de sus necesidades fisiológicas" (Sassano, 2015: 105).

Antes de la adquisición de la permanencia del objeto (periodo senso-rio-motriz), el niño solo conserva la acción propia que experimenta, de modo tal que el tiempo será percibido como instante vivido, momento en el que desarrolla la acción.

Luego en el período pre-operacional, el tiempo es subjetivo. El niño lo matizará con su egocentrismo, con su propio mundo. Podrá determinar el orden de una sucesión, siempre y cuando se mantenga fija una variable, sirviendo ésta como referencia inmóvil. En un primer momento conoce las secuencias cotidianas y a los cuatro o cinco años puede recordarlas. Ya en el periodo operatorio, se desliga la percepción temporal de la espacial y es en este periodo que el niño logra el concepto de tiempo gracias a la abstracción de su pensamiento.

El ritmo es un elemento innato en el ser humano, es la base indis-pensable en las nociones temporales y en la realización de diferentes actividades como: correr, saltar, rebotar, etc.

Nacemos con un organismo desde el cual el cuerpo empieza a cons-truirse en relación con los otros (padres, ambiente, cultura), en un espacio (buscando un equilibrio, una postura en ese espacio) y en un tiempo (buscando encontrar un ritmo propio en ese tiempo), para encontrar así maneras de comunicarse con los otros.

Unas de las mayores dificultades que poseen las personas que presen-tan TCA es establecer relaciones y comunicarse con el otro, producto de su alterada percepción de su cuerpo, trayendo así aparejado distorsiones y dificultades en la apreciación del espacio y el tiempo, lo cual justificaría el modo de presentarse de estas personas ante al mundo.

5. Intervención psicomotriz

Concebimos la Psicomotricidad como una práctica compleja que parte de una mirada global de la persona, considerando sus aspectos neurofisiológicos y psicológicos, a lo cual se agregan aspectos sociales y culturales, cuya interrelación determinará el modo de ser y estar particu-lar de cada uno en el mundo. Entendiendo al cuerpo como construcción en y para la relación con el otro, pero también para la relación consigo mismo, es que se puede pensar a la intervención psicomotriz como diver-sas orientaciones de la práctica y diferentes enfoques metodológicos para realizar Psicomotricidad.

Es por ello que desde la intervención psicomotriz se pretende, a través de un abordaje corporal, desarrollar las posibilidades y capacidades de la persona para desenvolverse y adaptarse al medio en el que se desempeña. Se busca, a través del movimiento, la postura, el gesto, la acción, que la persona desarrolle al máximo todas sus aptitudes motrices, afectivo-emocionales, cognitivas-intelectuales así como también comunicativas-lingüísticas.

Es por lo antes mencionado que no se puede dejar de tener principal atención al vínculo existente entre la estructura somática, afectiva y cognitiva de la persona. La Psicomotricidad es una disciplina cuya práctica se basa en la interrelación constante entre lo psíquico y lo somático.

Nuria Franc Batlle define a la intervención psicomotriz como:

> ...[un] conjunto de acciones intencionadas e intencionales que realizamos a partir y a través del movimiento para promover el desarrollo armónico de la persona, la integración de sus diferentes funciones y el acceso y sostén de la comunicación base de socialización. (2001: 5)

Esta intervención busca acompañar a la persona en la construcción de su conciencia corporal y en el desarrollo de sus capacidades de orientación, organización, estructuración espacio-temporal y habilidades motrices, las cuales irán desde movimientos orgánicos, impulsivos, hasta movimientos integrados y organizados, posibilitando la concreción de las condiciones personales y sociales que les permitirán el desarrollo y el acceso al mundo social.

Para lograr lo ante descripto se tendrá en cuenta la vivencia, la interiorización que la persona haga de ésta y la integración de las mismas con otras, considerando siempre las diferentes edades y situaciones por las que la persona atraviesa.

La Intervención Psicomotriz se desarrollará en el ámbito de la salud, educación y a nivel socio-comunitario. Si bien no podemos decir que la investigación es un ámbito específico en sí mismo, atraviesa a todas las posibles prácticas de la Psicomotricidad. Por lo tanto, no se reduce a la patología ni a la infancia, sino que propone distintas formas de intervenir en todas las etapas del ciclo vital, desde la promoción de la salud, hasta la participación en los tres niveles prevención: primaria, secundaria y terciaria.

Pablo Pedro Berruezo y Adelantado (2013) refiere que la intervención de un profesional psicomotricista, a través de la medicación corporal y el movimiento, va a estar dirigida tanto a personas sanas como a cualquiera que presente o manifieste alguna dolencia, discapacidad, dificultad, alteración, limitación o trastorno. Su abordaje puede ser tanto de modo individual como grupal, y como profesional libre o dentro de un equipo interdisciplinario.

La práctica psicomotriz se desarrolla tanto como un planteamiento educativo como clínico (reeducación o terapia psicomotriz) (Berruezo y Adelantado, 2013). Desde el ámbito educativo, dentro de la institución escolar, se entiende a esta práctica como una vía de estimulación, promoción del desarrollo del niño sobre todo en sus primeros años de vida. Desde el proceso clínico se centra en el ámbito de la salud, en la individualidad de cada persona en situación de disfuncionalidad, siguiendo un esquema de abordaje que se puede resumir en diagnóstico-tratamiento-seguimiento.

Según la mirada o la concepción particular de hombre, cuerpo y sus producciones, en las cuales se posicione el terapeuta será desde donde se orientará la práctica psicomotriz.

Franco Boscaini dice:

La especificidad de la psicomotricidad está en el hecho de que para ella el movimiento asume también una dimensión comunicativa, es también lenguaje por el cual el movimiento llega a ser acto psicomotor, expresión de una constante dinámica entre el cuerpo, sus funciones y la realidad externa en situación relacional. (Citado en: Berruezo y Adelantado, 2013: 11)

Ahora bien, al enfocarnos en la intervención psicomotriz en personas con TCA, tenemos que pensar en una intervención dirigida a adolescentes y adultos, de modo tal que el encuadre de trabajo terapéutico, las estrategias de intervención, las propuestas deben ser pensadas considerando los intereses, la historia, la singularidad de ese otro adulto que se tiene en frente.

Juan Mila Demarchi, psicomotricista uruguayo, pionero en la intervención psicomotriz con adolescentes y adultos, refiere que este trabajo psicomotriz debe partir de propuestas de actividades psicomotrices que habiliten el investimiento afectivo y el cognitivo por parte del otro-adulto, habilitando, entonces, la transformación psíquica a partir de la representación (2013: 154-155).

Ahora bien, los autores refieren que en la intervención psicomotriz con adultos algo a tener en claro es que, si bien se habilita al otro-adulto a que realice una toma de conciencia de su cuerpo a partir de lo sensorial, del movimiento, de la vivencia-experiencia, esto no debe partir de la actividad espontánea, ya que ella puede despertar en el adolescente y el adulto fuertes vivencias de angustia que se traduce muchas veces en aumento del tono de acción, quedando expuesto a la mirada del otro, lo cual puede provocar reacciones de inhibición.

5.1. *Intervención psicomotriz con adolescentes y adultos*

La intervención psicomotriz se encuentra, a nivel mundial, ampliamente documentada en relación a los niños, y actualmente con geronto-psicomotricidad. En el caso de nuestros colegas uruguayos, también tienen una fuerte tradición de trabajo con adolescentes, como es el caso de Juan Mila Demarchi, quien además de los espacios de formación nos aporta antecedentes bibliográficos concretos. En Córdoba, Argentina, si bien muchos colegas trabajamos con adolescentes, no contamos aún con escritos de estas experiencias.

Es por lo antes mencionados que al hablar de la intervención psicomotriz en el campo adulto lo haremos basándonos en algunos puntos en común y otras diferencias en relación a la intervención en las otras etapas del ciclo vital. Estas ideas y reflexiones son el resultado del trabajo de la experiencia con adultos ya sea en educación o en terapia individual y grupal. También consideraremos la práctica con trastornos alimentarios dentro de un equipo interdisciplinario en contexto hospitalario, sobre la que hemos profundizado y publicado.

Es importante destacar que además de lo específico del abordaje psicomotor, es imprescindible que quien trabaje en estos campos disciplinares, puedan revisar y formarse con los aportes de la psicología del ciclo vital, de Erik Erikson, quien estudia la evolución del ser humano en cada etapa de la vida. Su teoría de desarrollo psicosocial focaliza en los cambios emocionales, en las crisis por las que atraviesa la persona, como así también en las fortalezas que devienen de la resolución o no satisfactoria de las crisis del desarrollo.

Con relación a esto, dice Elena Guzmán:

> Erik Erikson plantea una teoría psicosocial del desarrollo en la cual existirían ocho crisis o estadios dinámicos a lo largo del ciclo vital, desde la niñez hasta la vejez, los cuales implican síntesis progresivas del Yo. En cada estadio, el individuo atraviesa un período crucial en el que se hallan presentes tanto una incrementada vulnerabilidad como una sostenida potencialidad. La resolución exitosa de cada crisis le concede al Yo una fortaleza apropiada al período, al tiempo que lo potencia para enfrentar los sucesivos estadios. Un resultado de desarrollo pobre o regresivo también es posible y dificultará el desarrollo posterior... (2014: 22)

Como ya hemos citado, Nuria Franc Batlle sostiene que "... la Intervención Psicomotriz es toda acción específica, que ejecuta el profesional, en función del diagnóstico, situación, técnica y objetivos planteados" (2001: 7). Esta definición de intervención psicomotriz en educación es extensible al campo adulto, dado que considera la globalidad de la persona, la integración de su personalidad y corporalidad (que le permite ser y estar en mundo), relacionarse con su entorno a través de la comunicación, necesaria para la socialización. A nuestro criterio todo esto está delimitado también por la subjetividad e historia particular de cada persona.

Si desmenuzamos la definición de intervención psicomotriz citada más arriba, vemos que la labor del Psicomotricista, posterior al diagnóstico del grupo o del paciente adulto, consiste en acciones "…intencionadas e intencionales que se realizan a través del movimiento…" (Franc Batlle, 2001: 5). El accionar del Psicomotricista no es intuitivo, mágico ni espontáneo, según el sentir o percibir del momento. Hay una intencionalidad en nuestro accionar, que sostenida por el conocimiento en técnicas corporales, nos permite elegir la adecuada para nuestra intervención con esta persona, o con este grupo.

Se trabaja desde el cuerpo en movimiento, y no nos referimos necesariamente a movilidad (desplazamiento de todo el cuerpo en el espacio) y motilidad (desplazamiento de un segmento corporal sin trasladarse en el espacio), sino también a lo sensorial del cuerpo.

Al decir de Juan Mila Dimarchi "…el valor de lo sensorial en la estructuración tónico-emocional…" (2008: 155), una propuesta sensorial también moviliza: basta pensar en los aromas de la infancia, de la casa de una abuela, lo cual nos moviliza sensorialmente, incidiendo en nuestra emoción y nuestro cuerpo ya que, al decir de Henri Wallon, tono y emoción son dos caras de la misma moneda.

Al respecto dice Juan Mila Demarchi:

> …el perfume, el aroma, los olores, el sabor… son estímulos que hacen casi imposible que se desencadenen mecanismos de represión, dejando a "flor de piel" contenidos inconscientes, vinculados a la relación con ese objeto en otro momento, y en otras situaciones… No nos ocupamos de darle un sentido a los contenidos inconscientes… (2008: 167)

En general estas movilizaciones sensoriales, generan emociones que impactan en el cuerpo, pero también congrega imágenes, recuerdos a partir de los cuales comienza un "darse cuenta"; darse cuenta que a posterior, dará lugar al trabajo de la simbolización.

Dependiendo del tipo de recuerdo que genere lo sensorial se puede actualizar un recuerdo positivo o no. Estas variaciones, cambios tónico-emocionales, son un inicio para que el adulto se contacte con su propio cuerpo, con su yo corporal, y comience a ponerle palabras. Sabemos que la palabra es una forma de simbolizar, pero también existen otras maneras de hacerlo: el modelado, la escritura, el dibujo, la utilización de collage, u otras técnicas grafoplásticas.

Avanzando sobre la experiencia en el campo adulto, decimos que de acuerdo con el contexto donde se lleve a cabo la práctica, será el encuadre de trabajo. Hay aspectos psicomotores que son invariables, como, por ejemplo: el abordaje con adulto se realiza a través del trabajo corporal, en un espacio y tiempo acordado, de duración y frecuencia dependiente de cada institución, grupo, o de cada caso.

La modalidad puede ser individual, o grupal. Cuando hablamos de dispositivo grupal, debiéramos diferenciar que no es lo mismo un grupo terapéutico, que agrupar personas para hacer trabajo corporal. Debe haber criterios por los cuales se forma el grupo, que se basan en el profundo conocimiento de cada paciente, de su modalidad vincular, y del momento evolutivo que vive. Desde ese conocimiento el equipo interdisciplinario, o el Psicomotricista, debe analizar cada paciente en particular, qué le puede aportar éste al grupo y viceversa, y el trabajo con el grupo terapéutico.

En tanto el grupo se constituye, se construye por sus propios integrantes y el terapeuta(s) un acuerdo de confidencialidad. Es un espacio fundamentalmente de trabajo, y donde se espera, o se promueve, que se construyan redes. A veces dentro de en un grupo pueden darse alianzas negativas, pero es dentro del grupo y con la mediación del terapeuta/s donde muchas situaciones se regulan.

Cuando el psicomotricista trabaja en equipos interdisciplinarios, es importante que comparta con el mismo la evolución del grupo. En general, por la dinámica del grupo, se deslizan muchas situaciones, que no aparecen en los espacios individuales. A veces escudados en el grupo, asoman reclamos, consultas y vivencias que, de otra manera, no hubieran salido en un espacio individual. El tema de grupo, ya sea educativo o terapéutico, es muy interesante y merece un capítulo aparte, por lo que no profundizaremos ahora.

Ya hemos desarrollado varios conceptos como el de cuerpo que le interesa a la Psicomotricidad, tomando de base la definición de Julián De Ajuriaguerra, y el concepto de globalidad planteado por Pablo Bottini (2013); pero para seguir avanzando necesitamos definir la "mirada psicomotriz".

Juan Mila Demarchi sostiene que la mirada psicomotriz:

> ...pone el acento en sobre la importancia del movimiento como manifestación e instrumento de la estructuración y de la transformación psíquica. Las diferentes líneas de la Psicomotricidad valoran el movimiento, el gesto

y la estructuración tónico-emocional como expresión y como mediador de la comunicación. (2013: 150)

Es en este punto donde recuperamos la trascendencia de la "expresividad psicomotriz", que es particular de cada individuo, propia de la historia personal y construida en relación y constante feed-back con el entorno. Por ello citamos a Juan Mila Demarchi, cuando dice:

...la expresividad psicomotriz es una herramienta conceptual útil al pensar las competencias que debe adquirir y desarrollar un Psicomotricista para llevar a cabo la Práctica profesional... La noción de Expresividad psicomotriz tiene tanto sentido como para el que expresa como para el observador, ya que permite cierta comprensión del otro (...). Por tanto, dirigiéndose cuantas veces sea necesario desde el gesto y su perturbación a su significación profunda, es como el terapeuta clarificará la relación dialéctica existente entre ellos. Existe un problema psicomotor cuando la expresión psicomotriz está perturbada... (2013: 151)

Por esto, en el campo adulto, la expresividad psicomotriz refiere tanto al paciente, como al psicomotricista que interviene, y expone su propia expresividad psicomotriz. La misma está íntimamente ligada con la imagen corporal del adulto. Mila Demarchi agrega:

...la Expresividad Psicomotriz es un instrumento de análisis, no sólo del otro, sino también del propio Psicomotricista y de su trabajo en la intervención psicomotriz, que a partir de la toma conciencia corporal propia (con su dimensión consciente, cognitiva-emocional y su dimensión inconsciente) deberá ser capaz de representar y resignificar su propia expresividad psicomotriz. (2013: 151)

El cuerpo del psicomotricista es una variable de importancia a considerar en la intervención, ya que también él tiene su propia expresividad psicomotriz que la utiliza en la intervención. Juan Mila Demarchi expresa:

...las herramientas de intervención con las que trabaja el psicomotricista a partir de su cuerpo (mirada, postura, tono, gesto, reacciones tónico-emocionales, voz, palabra) son al mismo tiempo mediadores de comunicación (de los que se vale el Psicomotricista en su intervención) y manifestaciones de la propia expresión psicomotriz del profesional... (2013: 151)

El psicomotricista que interviene con adultos debe tener una sólida formación profesional y también experiencia en trabajo corporal. El abordaje con el paciente es desde el cuerpo en movimiento, desde lo sensorial, trabajando con la expresividad psicomotriz construida en relación y en función de su propia historia; todo esto delimita una particular manera de ser y estar en el mundo (del paciente y del Psicomotricista), que movilizará aspectos de la vida emocional, y que necesita ser contenida. Por ello es fundamental el trabajo interdisciplinario. Es importante que no se filtre o proyecte la propia pulsionalidad del psicomotricista, lo que obstaculizaría el trabajo. Entonces es relevante el dispositivo de la supervisión psicomotriz.

Por esto la Expresividad psicomotriz debe trabajarse en la Formación Personal por vía corporal del Psicomotricista, dado que es una competencia a adquirir para la intervención (Camps *et al.*, 2011).

En Uruguay, Juan Mila Demarchi habla de intervenciones educativas y de formación continua de otros profesionales de salud y educación, de promoción (equipos de salud) y en salud. Al respecto refiere que "...la formación del psicomotricista se debe nutrir del conocimiento y la práctica técnico-profesional a nivel preventivo, educativo y terapéutico con personas que transitan por las distintas etapas del ciclo vital..." (2013: 151).

Dentro de la práctica técnico-profesional se encuentra la formación personal por vía corporal del Psicomotricista. Esta última es trascendental porque es lo que hace tan específica y diferente a nuestra práctica de otras intervenciones corporales, lúdicas y terapéuticas. En esta formación técnico-profesional el estudiante trabaja su propia expresividad psicomotriz, preparándose para incluir su cuerpo como mediador de comunicación en la intervención.

Juan Mila dice que "...la Formación Personal corporal del Psicomotricista es un proceso, en tanto implica un tiempo, un ritmo, una programación, y una continuidad en el trabajo..." (citado en: Sassano, 2013b: 185).

Retomaremos también el aporte de Miguel Sassano, quien, analizando a Rogers, realiza un aporte a la formación de Psicomotricistas en el capítulo "El desarrollo de las actitudes terapéuticas del Psicomotricista" (2013a: 165).

Sassano diferencia las técnicas o los recursos de las actitudes del terapeuta en psicomotricidad. Y dice:

> ...los recursos, las técnicas pueden variar, evolucionar, complementarse; pero no así las actitudes esenciales. Ellas son las que, en último término, garantizan la realidad de un proceso que compromete al paciente y su terapeuta... Devenir una persona terapéutica, un psicomotricista debiera ser la resultante y la expresión de lo mejor de sí mismo en servicio de otro... (2013a: 166)

Para esto se forma un psicomotricista, para devenir en terapeuta: no necesita destrezas corporales atléticas o excepcionales, sino aprender, desarrollar y, por qué no, entrenar las "actitudes terapéuticas", que se ponen en juego en la mediación corporal, y en la propia expresividad psicomotriz. En palabras de Sassano:

"...Las actitudes terapéuticas son elementos sin los cuales no se desarrolla un auténtico proceso terapéutico, por eso son condiciones... [Ellas son:] Congruencia-Aceptación positiva incondicional-Comprehensión tónico empática-Disponibilidad corporal" (2013a: 166).

Congruencia: refiere a ser auténtico, ser uno mismo en el encuentro con el paciente. También Sassano diferencia el concepto Rogeriano de Congruencia siendo más abarcativo que el de transferencia y contra-transferencia del psicoanálisis.

En este sentido es importante que el Psicomotricista siendo uno mismo, pueda estar atento, sin aparentar, ni representar posiciones, roles ficticios, ya que se reflejarán en la propia expresividad psicomotriz. Es por ello que es necesario el trabajo y formación personal corporal, ya que también son mediadores de la intervención psicomotriz.

En palabras de Miguel Sassano:

El Psicomotricista en su congruencia, no es el que se escuda en un rol, ni en ser un personaje, ni en ser un modelo, sino simplemente una persona que está allí para el otro que lo solicita como ayuda. Se trata de un esfuerzo constante de unificación, de integración entre el mundo de experiencias, representaciones, la interioridad y el comportamiento que reflejará las convicciones propias y su adhesión a las mismas. Todo esto presupone coraje, seguridad interior y aceptación de los propios límites. Su fruto, será poder actuar con una auténtica presencia personal... (2013a: 169)

Aceptación positiva incondicional "...es estar abierto al otro sin ponerle condiciones de aceptabilidad. Es una aceptación genuina del otro como se presenta y es en sí mismo..." (Sassano, 2013a: 170).

La psicomotricidad relacional habla de aceptación incondicional del otro, de lo que puede y siente en este momento. Es necesario despojarse de prejuicios o juicios de valores referentes a generalizaciones de situaciones o personas. Refiere a no juzgar y aceptar al otro con lo que puede ahora, para desde allí ayudarlo a evolucionar. Cada sujeto es único en el encuentro terapéutico en un momento (tiempo) y en un lugar (espacio). No existe aceptación si el psicomotricista pretende someter eso que no acepta del otro. Por lo tanto, será una intervención errónea, porque parte del paciente que él quisiera tener, y no del sujeto que se presenta a la intervención psicomotriz. Un claro ejemplo de esto es esperar que una persona con inquietud motriz no propositiva se quede quieto para comenzar a trabajar. O creer que, porque uno le pida que se relaje, el otro podrá hacerlo.

Comprehensión tónico empática: "...la comprenhensión tónico empática, lejos de interpretar los datos provistos por el sujeto, se esfuerza por comprenderlos tal cual son, es decir, tal cual como el sujeto los aprehende o los presenta, tal cual son vividos significativamente..." (Sassano, 2013a: 173).

Dicho por Cori Camps, "acogerlo empáticamente crea una atmósfera que disminuye la tensión, el miedo, la agresividad..." (Camps *et al.*, 2011: 174).

La empatía implica poder ponerse en el lugar del otro, y esto incide en la capacidad de escucha y de espera de lo que el otro puede. En este campo la neurociencia muestra investigaciones muy interesantes en relación con las neuronas en espejo y la capacidad empática. Los psicomotricistas acuñamos el término de diálogo tónico, según Julián de Ajuriaguerra (basado en H. Wallon), que si bien refiere al vínculo fundante entre la madre y el niño, no deja de relacionarse con el concepto de empatía.

La comprehención tónico empática tiene que ver con un encuentro con otro donde la percepción empática tiene una intención.

> ...poder consentir, sin perder jamás la conciencia de las diferencias que nos hace personas distintas... (...) Lo que en una adecuada comprehensión tónico empática percibimos, es el concreto y vivencial sentido del mundo personal del paciente que él mismo, acertado o no, se atribuye... (Sassano, 2013a: 184)

Disponibilidad corporal: refiere a la capacidad y actitud del Psicomotricista de disponer de su cuerpo como un mediador de intervención. El Psicomotricista es un partenaire simbólico que se relaciona desde la aceptación incondicional, de quien está en situación de ayuda. Con objetivos claros de intervención, partiendo desde las posibilidades, ayuda a evolucionar al paciente desde la acción a la representación. El Psicomotricista, en este caso, está a la escucha de las producciones y expresividad psicomotriz del paciente, que en muchas oportunidades se relacionan con contenidos que no pueden ser simbolizados en palabras, y por lo tanto obturan y se muestran en la corporalidad del paciente. Al respecto, referenciando a Cori Camps, dice Sassano:

> Cuando dejamos de preocuparnos de nosotros mismos, de nuestro propio cuerpo, es cuando estamos más disponibles para los otros, tal vez más aptos para recibir sus necesidades y responder de manera natural y auténtica, dado que el Psicomotricista permite la escucha corporal, la empatía, el

ajuste, la disponibilidad y la capacidad de poder contener al grupo y a cada participante... (2013a: 187)

Alicia Valsagna (2009), en relación a la disponibilidad corporal y actitudinal, refiriere a la capacidad de escucha, contención, sostén y acompañamiento.

Al hablar de disponibilidad corporal para sostén, escucha, acompañamiento y contención no podemos dejar de mencionar cómo se forma un Psicomotricista para ello.

Como mencionamos anteriormente es fundamental que todo Psicomotricista que trabaje con adultos esté formado y tenga experiencia en trabajo corporal; para ello, debe capacitarse a través de la vivencia y experimentación de diferentes técnicas corporales. Cuando nos referimos a técnicas corporales, citamos a Elina Matoso, quien realiza una didáctica clasificación orientadora de las técnicas corporales:

- Técnicas de concientización y sensoperceptivas: ...basada en la concientización y sensibilización del cuerpo...;
- Técnicas energéticas: ...centralizan su accionar alrededor de la energía...;
- Técnicas lúdicas: ...recuperan una identidad de la condición humana que es su capacidad de juego...;
- Técnicas dramáticas: ...el teatro como fuente de diferentes técnicas y aporte fundamental en su articulación con lo corporal...;
- Técnicas fantasmáticas: ...representación del fantasma, a su corporización, y al concepto de desenmascaramiento que permite, a partir de dibujos, modelados, collage, escritos funcionales, la utilización de objetos y máscaras, configurar, darle figurabilidad, carnalidad a aquello que permanece oculto... (2001: 70- 88)

Esta clasificación tampoco agota ni mucho menos excluye a otras formas de trabajo corporal. Es importante aclarar que las técnicas lúdicas no son aplicables como tal a la intervención con adultos. Algunas de estas técnicas mencionadas son parte de la formación por vía corporal del Psicomotricista. Seguramente, cada profesional se sentirá cómodo con alguna modalidad de trabajo corporal, pero es importante atravesar distintas experiencias. Al respecto Marina Marazzi dice:

Enunciamos que para los psicomotricistas el fin de la técnica, de la aplicación de una técnica, de la utilización del recurso técnico, es el otro. El principio y el fin de una técnica o de un recurso técnico, está al servicio del otro. Para lo cual, es necesario saber de las técnicas, conocerlas, haberlas ensayado, analizado, aplicado. Saber de los principios teóricos que las avalan y sostienen. Tener cierta pericia, cierta experticia... (2005: 6)

Uno no debe plantear una experiencia corporal, que no haya transitado, como tampoco debería hacer propuestas que uno no sabe qué pueden generar, o que no se pueda contener. Es importante destacar que valerse de una técnica no es estar atado a un formato rígido, ni tampoco reproducirla en la psicomotricidad. Una técnica sigue una serie de pasos, que no necesariamente son los que necesita el grupo o el paciente adulto con el que se está trabajando. El abordaje psicomotor no existe en función de una fórmula a aplicar, o una receta a repetir. Por el contrario, se construye en este momento no sólo para otro, sino de acuerdo con la necesidad de esta persona, o grupo de personas.

Es importante que el psicomotricista que trabaje en el campo adulto, si bien se ha formado y ha experimentado el trabajo corporal con muchas de las técnicas mencionadas u otras (la eutonía, el psicodrama, la bioenergética, la danza), no las reproduzca ni intente traspolarlas a la intervención psicomotriz. Por el contrario, se espera que, en base al conocimiento de ellas, pueda valerse de algunos recursos para su abordaje psicomotor. Es diferente practicar eutonía, danza, esferodinamia, a hacer psicomotricidad. Y esto es uno de los puntos importantes, donde debemos tener claridad.

El otro terreno para considerar es que el trabajo con adultos se ocupa de la imagen corporal. Esto no quiere decir que hacemos un abordaje psicológico de la imagen corporal, pues no está en nuestras competencias profesionales, a no ser que también seamos psicólogos. Es transcendental tener claridad en que cuando uno trabaja desde el cuerpo con personas con trastornos en el esquema e imagen corporal, se movilizan y hacen visibles aspectos de la historia vincular de la persona.

Entonces, los psicomotricistas focalizamos en la actualización de la imagen corporal, en reapropiación de la imagen a través de vivencias positivas con el propio cuerpo, para llevar a la simbolización. Mientras que todo lo relacionado a las conflictivas fundantes de los trastornos de la imagen deben trabajarse en la psicoterapia. Por ejemplo, una paciente después del trabajo corporal actualiza las palabras con las que su entorno familiar la ha significado. En ese momento es importante llevarla al aquí y ahora, mientras nos aseguremos que ese lugar que tiene en su sistema familiar sea abordado en la psicoterapia. Es trascendental, como ya lo mencionamos, que la intervención psicomotriz con adultos sea en un contexto interdisciplinario. Muchas de las situaciones movilizadas en el trabajo corporal, deben continuar trabajándose en un espacio psicológico.

Cada profesional e institución construye su modalidad de trabajo, ya sea en co-terapia, con reuniones de equipo interdisciplinarios, etc.

Cuando un Psicomotricista trabaja en una institución debe atenerse a la normativa de ésta, pero a su vez debe respetar y ser fiel a las necesidades específicas de nuestra profesión. En este punto es importante que el Psicomotricista explique las necesidades del encuadre psicomotriz, y que pueda mediar con la institución, asegurándose las condiciones necesarias. Sólo cuando la institución o el equipo interdisciplinario conocen los fundamentos de nuestro accionar puede asegurarse la intervención psicomotriz. Al no ser tan conocida la especificidad de nuestra intervención por el resto de profesionales, debemos realizar docencia, en el sentido de que estemos abiertos a explicar todas las veces necesarias, nuestro quehacer profesional. Por otra parte, si el equipo interdisciplinario no conoce nuestro trabajo, tampoco derivará pacientes.

El abordaje es y será siempre corporal promoviendo el pasaje a la simbolización bajo sus variadas expresiones. Generalmente está focalizado en el esquema e imagen corporal, aunque esto no es excluyente.

Con el adulto no se juega, pues se corre el riesgo de infantilizar la intervención (Juan Mila). Cada adulto transita diferentes etapas evolutivas, por lo cual no debe reproducirse la intervención con niños a los adultos.

En la intervención con niños, éstos son llevados a terapia por los adultos a cargo; en el caso de los adultos, si bien llegan por derivaciones de otros profesionales, ellos deciden si se quedan o no. Debe existir adherencia al tratamiento con un adulto. Pues sin demanda, o sin reconocimiento de necesidad de ayuda, no hay terapia viable.

La espontaneidad en el juego es una característica esencial en la psicomotricidad con niños; con los adultos no se hacen propuestas espontáneas, abiertas o libres, ya que generalmente causan un efecto contrario: dejan al adulto en situación de exposición, aumentan las reacciones de prestancia, y generan angustia, malestar, incomodidad e inhibición. Por ello se promueven actividades en un inicio un poco más pautadas, para movilizar imágenes, sensaciones, emociones que se retoman en el momento de la simbolización.

En el abordaje psicomotor de los Trastornos de la Conducta Alimentaria, y trastornos de la imagen corporal decimos que por medio del trabajo corporal buscamos liberar las tensiones físicas (tónico-emocionales); entonces comienzan a ceder los componentes emocionales que desdibujan las sensaciones del cuerpo afectando, el esquema e imagen corporal. El objetivo es, abrir un camino de movimiento y expresión, que mejore los sentimientos hacia el cuerpo, optimice la relación con el otro, el medio, y el mundo externo. Esto se realiza a través del trabajo con contrastes, conciencia y presencia de apoyos del cuerpo, desequilibrios gravitatorios existentes en el cuerpo, y liberación de tensiones que la mantienen, regulación del tono muscular, a través del trabajo corporal.

Dentro del abordaje en el campo adulto, dice Juan Mila Demarchi, trabajamos con mediadores para la intervención: "con soportes de mediación, que posibiliten la toma de conciencia corporal por parte del adulto" (2013: 154). Y al respecto Catherine Potel explicita:

> Una mediación terapéutica es una proposición de encuentro alrededor de un objeto de investimiento compartible, compartido. La misma se define como: un lugar, un momento, una persona que la presenta (el terapeuta), una actividad (el objeto de interés). Es, para tomar los términos de Winnicott, una zona transicional intermediaria entre sí mismo y el otro, una zona exploratoria de creación común, en la que los objetivos tenderán hacia la representación simbólica de las emociones... (Citado en: Mila, 2013: 154)

Los mediadores de intervención pueden ser diversos: técnicas corporales de conciencia corporal, sensopercepción, actividades sensoriales, eutonía, trabajo con máscaras, con rolfing-movimiento, método Feldenkrais, Sistema Consciente para la Técnica del Movimiento de Fedora Aberastury, algunos elementos de la expresión corporal, de la danza, dispositivos de actividades estético-expresivas, actividades grafoplásticas, lecturas, imágenes, recursos audiovisuales, power point, otros.

Ahora, el Psicomotricista que trabaje en el campo adulto debe tener pericia y formación, para saber elegir una técnica, una estrategia de intervención para un grupo, o para un paciente individual en sesión. Cada intervención es única e irrepetible, ya que, con cada adulto o grupo de adultos, los objetivos y las personas son diferentes. Es más, con una misma persona, en diferentes momentos, las actividades no se repiten a modo de indicaciones.

Es importante aclarar que las intervenciones corporales no deben ser invasivas: si bien el toque psicomotor es una estrategia, hay que ser muy cuidadoso que no sea un toque pulsional, un toque desoraganizador, un toque por tocar. También hay que considerar, para qué y cuándo tocar. Muchas veces, se desconoce la historia íntima del grupo o del paciente con el que trabajamos, y el tocar, despierta vivencias y recuerdos no siempre gratos. Por ejemplo, en el caso de personas que han tenido experiencias traumáticas como pueden ser situaciones de violencia, abuso, tratamientos médicos cruentos, etc. Estas vivencias se actualizan muchas veces en el trabajo corporal.

Hay que ver qué hay de lo propio y qué es lo que sirve para la intervención psicomotriz en cada propuesta. Siempre uno se pregunta: ¿para qué sirve esa actividad? ¿Qué información, qué objetivos busca un psicomotricista con una determinada intervención? ¿Qué se hace con esa información? No es necesario abrir o generar estados de angustia que un psicomotricista no pueda contener, o no pueda ayudar a elaborar posteriormente. Y acá hay que ser muy cuidadoso y manejarse dentro del cuidado ético del paciente, y de la profesión. No invadir los campos de otras profesiones, y no ser omnipotentes pensando que podemos cubrir otras competencias. Esto es todo un tema de debate ético a trabajar con quien se desempeñe en el campo adulto.

En relación con el toque en psicomotricidad, Juan Mila Demarchi cita a Albert Ciccone:

> [El] Tocar como puntal (sostén), es organizador, el tocar como interacción pulsional es desorganizador... el tocar como puntal es parte del encuadre... el tocar pulsional está fuera del encuadre...
>
> (...) la manipulación y el tocar requieren de muchas precauciones, de mucha atención, en particular de los elementos transferenciales (de lo que el paciente proyecte sobre la situación, la manera que él interpreta la situación) y contratransferenciales (que el cuidador proyecta, en particular el disfrute potencial que puede infiltrar en la relación con el paciente)... (Citado en: Mila, 2013: 159)

Los momentos de la sesión son el inicio, desarrollo y cierre. Es al inicio primeramente cuando se establece el encuadre que contendrá nuestra intervención y el trabajo de los adultos. Además, es el momento en que se genera un espacio para que el paciente comente lo que trae a la sesión, y lo que sucedió después de la sesión anterior. En el desarrollo se realiza la actividad corporal propiamente dicha, seguida del momento de simbolización. Para el cierre se reflexiona sobre lo vivido, sentido y sobre lo que quedó de esto.

El encuadre debe ser definido claramente: el espacio, el tiempo, los acuerdos de confidencialidad, los objetivos de trabajo, y la modalidad. En las intervenciones grupales, los objetivos son generalmente establecidos por el Psicomotricista, aunque con flexibilidad por lo que pudiera necesitar el grupo.

En el momento del desarrollo los psicomotricistas no trabajamos con ejercicios, ya que éstos tienden a repetir un movimiento de una forma determinada, en un espacio y tiempo pre-fijado. No es eso lo que nos interesa, no queremos habilitar una función determinada, tarea adecuada para otros profesionales corporales. Sí pretendemos que tenga funcionalidad la producción que el paciente puede manifestar, ver el para qué le sirve, y en todo caso, cómo llega a eso. Muy por el contrario al ejercicio, hacemos propuestas corporales, que pueden ser tomadas o declinadas. Y también trabajamos con consignas, donde la persona si bien debe realizarlas, las efectúa como siente y puede; no hay juicios de valor, no están bien, ni están mal (como sería en el caso de un ejercicio). Dado que lo que nos interesa es promover la expresividad psicomotriz del adulto, la integración afectivo-emocional y la comunicación como base de la socialización.

Se toman desde la aceptación incondicional de su manifestación en el aquí y ahora, y desde la comprensión empática de lo que siente y vive esa persona. A partir de esta movilización, se generan cambios tónicos y emocionales, a los que debemos estar atentos. Muchas veces son muy sutiles en el inicio, pero los Psicomotricistas estamos formados para la escucha del otro.

A partir de esas imágenes, emociones, sensaciones, que aparecen en el trabajo corporal (ya sea bajo la forma de propuesta o de consigna), se acompaña al adulto a plasmarlas en alguna producción simbólica, como puede ser un dibujo, un modelado, la escritura, una construcción, una producción grafo-plástica, la utilización de colores o diferentes manifestaciones artístico-expresivas, etc. Cada persona tiene una vía de acceso para expresarse, para simbolizar; y si no la tiene debemos ayudarle a encontrarla.

Esta expresión no termina con el cierre de la sesión terapéutica, ya que muchas veces se actualizan en los espacios personales de los pacientes; nosotros, en esos casos, les pedimos que, si algo aparece entre sesión y sesión, traten de anotarlo o plasmarlo bajo alguna forma de simbolización, para retomarlo a la sesión siguiente. Muchas veces, varias de las vivencias o experiencias que emergen del trabajo corporal, debe ser abordadas por la terapia psicológica, aunque hayan encontrado palabras en el espacio de psicomotricidad. Desde nuestro dispositivo, las escuchamos, las tomamos, y lo que corresponde a otros espacios lo explicitamos. A veces, comentamos con el paciente que determinada temática sería interesante trabajarla en psicología, y podemos ofrecer o bien abrir el espacio para que nos acompañe el psicólogo, o acompañar nosotros al espacio de psicología si fuera necesario.

Muchas veces, no es casual que los pacientes traigan situaciones a psicomotricidad que son de la intervención psicológica. Si bien nosotros tomamos lo que trae el paciente, lo escuchamos y contenemos desde lo psicomotor, no hacemos devoluciones que corresponden a otras áreas. En todo caso, siempre acudimos a la interdisciplina, para poner al tanto al otro profesional de lo que apareció en nuestra sesión. Al fin y al cabo, cuando hablamos de globalidad, no podemos escindir al sujeto en cuerpo y psiquis. Pero lo importante en estos casos, es que cada profesional pueda trabajar interdisciplinariamente, y cada uno éticamente dentro de sus competencias profesionales.

Como en toda intervención hay un momento de diagnóstico, ya sea del grupo o del paciente, a partir del cual de ser necesario se establecen los objetivos terapéuticos. Si fuera el caso de una intervención terapéutica individual, es pertinente informar al paciente lo observado en el diagnóstico, y plantear los objetivos que el Psicomotricista cree necesario abordar. A partir de allí, se deben acordar los objetivos con el adulto, ya que no es posible trabajar con objetivos que el paciente no considere necesarios, o con los que no adhiera. Si no hay demanda, si no hay acuerdo en que es una necesidad trabajar un objetivo, no existirá intervención. Esto es crucial para el trabajo en el campo adulto.

Es diferente en el grupo: por ejemplo, en la intervención con TCA no se consensuan los objetivos, ya que en muchos casos algunas pacientes no tienen conciencia de enfermedad y por ello al inicio del trabajo suelen ser bastantes resistentes. No obstante, en estos casos, siempre la propuesta debe ser desde la aceptación incondicional de lo que el otro puede y muestra, y bajo ningún punto de vista debe ser confrontativa. Para esto, el profesional de la Psicomotricidad ha de ser muy cuidadoso, respetando el tiempo de cada paciente y los tiempos del grupo, manejando las ansiedades grupales y personales. Una de las mayores dificultades en el campo adulto es aprender a manejar los silencios y a no llenarlos de palabras. En el encuentro con el o los pacientes es necesario generar el espacio y darle el tiempo que el otro necesita para poder poner palabras a su malestar.

Así, las actitudes terapéuticas se hacen muy importantes al momento del trabajar con este grupo de pacientes. Es necesario la aceptación incondicional del otro, aun con su negación por la enfermedad. Sólo a partir de la empatía, y sin prejuicios, se puede trabajar para brindar un espacio de seguridad, donde los pacientes se relajen, y puedan encontrarse con sí mismos, con sus emociones, sentimientos, y con ese cuerpo que le permite ser y estar en el mundo. Esto se abordará más ampliamente en la intervención psicomotriz con TCA.

Por último, es importante considerar que no todos podemos trabajar en todos los ámbitos, ni con todas las patologías. Entonces es necesario poder reconocer si como Psicomotricista uno puede trabajar con determinado campo de intervención o no; y luego con esa claridad, el Psicomotricista debe formarse, supervisar y debe trabajar en interdisciplina permanentemente. Sólo así crecerá la intervención en el campo adulto, desde el respeto por quien acude a la ayuda y desde el respeto por las competencias de la Psicomotricidad y de otras profesiones.

6. Trastornos psicomotores

Como se mencionó anteriormente, la Psicomotricidad busca con su intervención que la persona logre construir su cuerpo, con el cual adquiera identidad, un modo de ser y estar en el mundo único, y con el que aprenda, se desarrolle, relacione, vincule, comunique con los otros y con el mundo que lo rodea.

Es por ello que al hablar de la persona desde la psicomotricidad, nos referimos a ella como un ser psicomotor, un ser en el que se interrelacionan tres dimensiones fundamentales: biológica-neurofisiológica, afectiva-emocional y cognitiva, estando a su vez estas tres dimensiones atravesadas por el lenguaje, determinado por el medio de relación en el que vive.

Si la interrelación entre estas dimensiones se da de una manera adecuada, los estímulos ambientales que se reciben irán nutriendo estos aspectos dando lugar a la evolución, permitiendo la transformación y el acceso a relaciones y funcionamientos cada vez más complejos y afinados, más perfectos, permitiéndonos una mayor adaptación a nuestro entorno.

De modo tal que de esta evolución y articulación de las dimensiones, sumado a los aspectos genéticos que cada uno trae, los cuales con las investigaciones científicas actuales desde la epigenética no podemos negar, irán configurando la personalidad de cada uno, reflejándose en la expresividad psicomotriz de la persona.

Cuando existe una perturbación en una de estas cuatro dimensiones, cualquiera fuera su causa, repercutirá directamente en las otras, tiñéndose así el desarrollo psicomotor de la persona. Es decir, provocará una desorganización que afectará su modo de ser y de estar en el mundo.

Es por ello que desde la psicomotricidad cuando hablamos de síntoma (referencia subjetiva que da la persona de la percepción de sí mismas que reconoce como anómala) nos referimos a síntoma psicomotor, diferente de síntoma motor, porque no nos interesa solo la estructura del sistema nervioso, ni la función, sino el funcionamiento ante la mirada del otro.

Entendiendo así a la persona, vemos al acto psicomotor no como una simple contracción muscular que se da a ver en un movimiento. En él se articulan aspectos somáticos, emocionales y psíquicos, combinados con aspectos sociales-culturales, definiendo así un funcionamiento psicomotor que nos hace únicos e irrepetibles. Es por ello que no nos interesa solo la función sino el funcionamiento que uno tiene y hace con su cuerpo para una relación con el otro y su entorno.

Cristina De León define las alteraciones psicomotrices como:

...trastornos del movimiento en su función efectora y/o en su función expresiva. Estas se van construyendo a lo largo de la vida del sujeto a partir de una interacción dificultosa entre el cuerpo que actuando sobre el ambiente, vive experiencias que son registradas por el sistema nervioso, el cual se va modificando. De modo que las alteraciones psicomotrices son producto de un modo particular del funcionamiento del sistema nervioso que se arma a partir de contactos conflictivos con el entorno. (2010: 50)

Por esto definirá a los trastornos psicomotores es una intrincada situación, determinada por sus factores y manifestaciones, por el carácter evolutivo de las mismas y su multiplicidad de formas y contenidos. La intervención de la Psicomotricidad se basa en:

...ofrecer un espacio y un tiempo para que la persona ponga en juego su capacidad de elaboración y resolución de obstáculos, recuperando el placer y el poder del movimiento a través del juego corporal y de los diferentes actos donde el cuerpo está presente. (Calmels, 2003: 32)

A los trastornos psicomotores no debemos entenderlos como hechos aislados sino como un estilo de funcionamiento, un modo particular de relación de la persona con su entorno, en donde es muy difícil separar los factores que determinan su origen.

Cuando surge o se observa una perturbación es cuando desde la Psicomotricidad se hace referencia a los trastornos psicomotores, los cuales nos advierten la presencia de fallas en la construcción del cuerpo, en su funcionamiento y su funcionalidad.

Julián De Ajuriaguerra (1977) describe las características básicas de los trastornos psicomotores y refiere que:

- no responden a una lesión central;
- van unido a los afectos, pero también en relación con lo somático para influir a través de una conducta final común;
- son persistentes o lábiles en su forma, pero variables en su expresión;
- están ligados a situaciones;
- indican fallas en la construcción del cuerpo y se manifiestan a través de él, generando alteraciones en el funcionamiento del cuerpo y en la vida de relación;
- están ligados a la historia y al desarrollo de la persona;
- toman aspecto de lo orgánico y lo psicológico.

Estas manifestaciones se dan a ver a través de las funciones tónicas, motrices y emocionales, y constituyen trastornos del dominio y de la utilización del cuerpo implicado en la relación, lo que se refleja en:

- inestabilidad e inhibición psicomotriz;
- trastornos del esquema corporal;
- trastornos de la imagen del cuerpo;
- trastornos de la lateralidad;
- trastornos de la integración espacial y temporal;
- disarmonías psicomotrices;
- incontrol posturo-motor;
- torpezas motrices y gestuales, dispraxias;
- trastornos práxicos y gnosopráxicos;
- trastornos tónicos-emocionales;
- debilidad motriz;
- trastornos sensoriales;
- trastornos del lenguaje.

Se debe tener en cuenta que cada persona es particular y única, de modo que cada cual tiene un estilo de funcionamiento psicomotor que es el resultante de numerosísimas variables somáticas y psíquicas que se entraman y se metabolizan a lo largo de la vida y se expresan de un modo singular en cada sujeto (Ravera, 2002). Este estilo psicomotor desde la psicomotricidad se aprecia en las producciones corporales de cada persona:

- **Coordinación dinámica:** es el proceso continuo de desplazamiento del cuerpo, que establece una relación organizada de movimientos. La marcha, carrera, salto y trepado. Se observa la amplitud de la base de sustentación, la organización y conservación del esquema motor, la velocidad, el ritmo, la estabilidad corporal, la flexibilidad, agilidad, la armonía del movimiento.
- **Coordinación estática:** consideramos la calidad postural, la situación del eje, el fondo tónico, el equilibrio, la orientación espacial, la lateralidad.
- **Coordinación dinámica manual:** se observa la coordinación de los miembros superiores (MMSS), la precisión del gesto, la rapidez o la lentitud del movimiento, la organización espacial. Esto se ve a través del uso de la tijera, en el enhebrado, el lanzamiento, la recepción, el dibujo, etc.
- **Tono:** "la actividad fundamental, primitiva y permanente del músculo es la actividad tónica que constituye el telón de fondo de las actividades motrices y posturales, fijando la actitud, preparando el movimiento, subtendiendo el gesto, manteniendo la estática y el equilibrio" (Mamo y Laget, citados en Chokler, 1988: 111). Se lo percibe en la pasividad a través de la palpación u observando la postura, la

actitud de la persona. Y en acción se aprecia a través de la rigidez o laxitud del movimiento, la armonía y agilidad de estos, la postura.

- **Postura:** "...es la relación que conserva el cuerpo con el tiempo y el espacio. Se vincula con la acomodación de la percepción connotada por la presencia del otro que habilita los ojos en la mirada, al oído en la escucha, a la mano en el contacto. La actitud postural a su vez conforma un pre-gesto una disposición al acto y nos aporta datos de la circulación de la vida afectiva en el cuerpo" (Calmels, 1997: 29) Es la organización corporal con una función determinada. Puede ser estática (realiza una función, pero sin movimiento) o dinámica (implica una acción con su propio espacio y ritmo).

- **Equilibrio:** capacidad de orientar el cuerpo en el espacio. El equilibrio postural es el resultado de las diversas integraciones sensorio-perceptivo-motrices que llevan al aprendizaje de diferentes comportamientos. Para ello es necesario una ordenada relación entre el esquema corporal y el mundo exterior. A través del equilibrio una persona puede mantener una actividad o un gesto, quedar inmóvil o lanzar su cuerpo en el espacio, utilizando la gravedad o resistiéndola.

- **Espacio:** el uso que hace de éste considerando el espacio peri-corporal, amplio, los desplazamientos, la relación de su cuerpo con los objetos y de los objetos entre sí. La nominación de los mismos, su reconocimiento en el plano gráfico.

- **Tiempo:** se considera la continuidad de la acción, el ritmo, la secuencia del movimiento, la posibilidad de verbalizar nociones temporales.

- Grafismo: nivel de representación, la organización espacial del espacio gráfico, el trazo, la prensión, la direccionalidad, la posibilidad creativa, etc.

- **Lateralidad:** la preferencia lateral del niño tanto de su mano-ojo y pie. Se aprecia si la misma es homogénea o cruzada y qué le genera esto al niño.

- **Esquema e imagen corporal.**

- **Actividad espontánea.**

- **Actividad lúdica.**

Haciendo una revisión bibliográfica acerca de los trastornos psicomotores, considerando la evolución del concepto y el paso de los años, podemos hacer una recopilación considerando las clasificaciones realizadas por algunos autores relevantes. Para ellos tomaremos la síntesis realizada por Claudia Ravera (2002: 51-64), quien afirma que Bucher, en 1973, clasificaba a los trastornos psicomotores en tres grupos:

- trastornos del esquema corporal y de la estructuración temporo-espacial;
- retrasos de la maduración (aspectos relacionados a inmadurez en el sistema nervioso, reflejándose en alteraciones motrices);
- disarmonías tónico-motoras (trastornos de causas afectivas, que se manifiestas principalmente a través del tono muscular afectando las diversas formas de acción).

De Ajuriaguerra, en el mismo año que Bucher, planteaba una clasificación determinada en dos grandes grupos, subdividiendo al primero de ellos en cinco subgrupos y al segundo en dos:

- trastornos psicomotores:
  a) perturbaciones tónico-emocionales precoces;
  b) hábitos y descargas motrices en la evolución;
  c) tics;
  d) debilidad motriz;
  e) inestabilidad psicomotriz o síndrome hiperquinético;
- trastornos de la Realización Motora:
  a) dispraxia;
  b) disgrafía.

Más tarde, en 1982, Julián De Ajuriaguerra, continúa su estudio en relación a los trastornos psicomotores y hace una nueva reorganización de los mismo, colocándolos a todos bajo la denominación de *psicopatología de las conductas motoras* y a ellas las subdivide en:

- trastornos de la lateralización;
- disgrafía;
- debilidad motriz;
- dispraxias;
- inestabilidad psicomotriz;
- tics;
- tricotilomanía y onicofagia.

Otro autor relevante en esta clasificación realizada por Claudia Ravera (2002) es Bergès, quien en 1990 habla de:

- manifestaciones psicomotoras del lactante: a las cuales las vincula con diferentes estilos de funcionamiento determinados por el modo de relación;
- la hipotonía del niño;
- trastornos del ritmo y las manifestaciones tónico-motoras;
- las descargas;

- trastornos psicomotores del niño:
  a) inestabilidades;
  b) inhibición psicomotora;
  c) tics;
  d) las torpezas;
- la debilidad motora de Dupre;
- los retrasos motores;
- torpeza y lateralidad;
- las dispraxias.

Como se puede observar, no existe un criterio unívoco o repetitivo entre los autores presentados para determinar la clasificación antes mencionada. Todos basan la categorización considerando los aspectos que se observan en la relación inadecuada del individuo con su medio, reconociendo en ello aspectos orgánicos, afectivos y cognitivos que intervienen alteradamente en mayor o menos medida.

Cristina De León (2010) agrega a la clasificación antes mencionada la realizada por el psiquiatra francés, doctor en letras y ciencias humanas, Jacques Corraze, quien en su libro *Trastornos psicomotores*, dentro de los mismos se detiene en indicar:

- los signos neurológicos blandos: considerando el CIE-10, los define como trastornos específicos del desarrollo motor con ausencia de una afección focalizada del sistema nervioso, siendo intermitentes y sensibles a la influencia del medio;
- disfunción cerebral mínima: trastorno del comportamiento con implicancias neurológicas;
- alteraciones del movimiento: se refiere a movimientos anormales y excesivos que se producen en un sujeto en estado consiente;
- trastorno deficitario de la atención/hiperactividad: incluye dentro de este grupo a las personas que manifiestan dificultades en la atención, impulsividad e hiperquinesia;
- trastornos del movimiento intencional y de la coordinación motriz: agrupa acá a la debilidad motriz, la dispraxia y la disgrafía;
- dificultades del aprendizaje no verbal: son personas que manifiestan dificultades perceptivas, cognitivas y sociales;
- problemas de la lateralización manual ligados a la motricidad (De León, 2010: 54-56).

Tendremos en cuenta dichas clasificaciones, complementarias unas de otras, considerando lo antes mencionado en cuanto la complejidad dentro del campo de la psicomotricidad, tanto para determinar la etiología de los trastornos psicomotores así como la influencia, en mayor o menor medida de los aspectos que los determinan.

Entendiendo a los trastornos psicomotores no solo desde el orden de la patología sino como modalidades de funcionamiento del sujeto en relación consigo mismo, con los otros, con los objetos y con su entorno, es que solo nos detendremos en describir cinco de los cuadros psicomotores antes mencionados: inestabilidad psicomotriz, inhibición psicomotriz, dispraxia, disgrafía y torpeza motora, cuadros que luego relacionaremos o no con los TCA, eje de esta investigación.

6.1. Inestabilidad psicomotriz

Cuando Claudia Ravera (2000) habla de la semiología de la inquietud, realiza un recorrido en el tiempo en cuanto a las diferentes formas que se han utilizado, todas para hablar de lo mismo: la inquietud psicomotriz, la inestabilidad psicomotriz.

Refiere que desde 1925 Henri Wallon hablaba ya de "el niño turbulento", al que luego la corriente anglosajona lo definía como "disfunción cerebral mínima", para más tarde categorizarlo como "síndrome hiperkinético" y actualmente denominarlo "trastorno por déficit de atención e hiperactividad". Es la corriente francesa quien denomina a este cuadro psicomotor como inestabilidad psicomotriz, corriente en la que nos basaremos para describir este cuadro.

Diferentes autores definen a este trastorno psicomotor como la incapacidad de la persona para inhibir sus movimientos y su emotividad. Se presenta bajo la doble forma: motriz (la persona está siempre agitada, su coordinación motriz está perturbada, hay una falta de control tónico-motor) y psíquica (es incapaz de mantener las identificaciones necesarias para su desarrollo, posee una imagen corporal desorganizada, su relación con los otros están desvirtuadas).

Son personas que si bien manifiestan un funcionamiento psicomotor torpe, tosco, poseen pobre conciencia de los límites corporales, no obstante les cuesta medir las distancias y establecer un armónico diálogo tónico.

Evidencian mucho disfrute ante las propuestas de placer sensorio-motor, a pesar que les cuesta respetar los límites impuestos y son poco creativos desde el punto de vista lúdico y verbal.

Los síntomas principales son:

• Impulsividad: todo es inmediato para ellos. Muchas veces este accionar los lleva a dificultades para ordenar los sucesivos movimientos, que coordinados conforman una secuencia de una acción motriz, lo cual se trasluce en caídas frecuentes, reiterados golpes.

- Hiperactividad: actividad constante con cambio de finalidad y objetivos, sin aparente intencionalidad. Manifiestan hiper-movilidad, agitación constante y desordenada.
- Inatención: falta de atención, donde está comprometida la mirada, la escucha, la actitud corporal y las praxias constructivas. Suelen pasar de un estímulo a otro de modo constante, sin poder frenar. Pierden aspectos de la situación necesarios para la realización de la tarea.

Los rasgos más significativos de este trastorno son:

- Manifiestan falta de atención, de inhibición, posee la incesante necesidad de movimientos y de cambios, muestran una ambivalencia de reacciones, tienden a una manifestación excesiva de su emotividad.
- En el plano tónico podemos observar paratonías, tendencia a la hipertonía, fallas en el freno inhibitorio.
- Desde lo emocional-afectivo poseen baja tolerancia a la frustración, les cuesta respetar los turnos y esperar el de ellos, esto les genera dificultades sociales.
- El niño inestable se muestra como tal en presencia de otras personas o grupos de pares. Disminuye notablemente su trastorno cuando establece un vínculo dual con un adulto que lo escucha y atiende.
- Sus juegos son pobres y están constantemente interrumpidos por sus dificultades en la concentración, se expresan en meras descargas motoras sin un verdadero disfrute, con escasa elaboración simbólica y pobre creatividad.
- Su modo de investir los objetos es inadecuado, manifiestan un exceso de manipulación y pobre observación de los mismos.
- Son olvidadizos. Les cuesta considerar las consecuencias de su acción, por lo tanto la planificación de un acto les resulta muy dificultoso.

Nos parece interesante pensar también en lo que plantea J. Bergés cuando se refiere al niño inestable, pensando en qué ocurre con los límites corporales de estas personas, qué conciencia tienen de estos y si los mismos son demasiados endebles o, por el contrario, muy rígidos.

Bergés entiende que el cuerpo es una envoltura encargada de contener y de mantener el adentro y al mismo tiempo diferenciarse del afuera. De modo que esta envoltura implica un contenido y un continente. A veces se puede considerar que la hiperactividad, la inestabilidad psicomotriz aparecería como una necesidad de encontrar el contenido o bien por el contrario de irrumpir con el continente, siendo esta envoltura demasiado rígida.

Cuando Franco Boscaini y Alexandrine Saint-Cast hablan de hiperactividad, se refieren a ella como:

> ...un trastorno tónico y de la gestualidad en lazo con eventuales carencias en la constitución de los límites corporales, del vínculo corporal, de la imagen corporal, de la organización rítmica, de las competencias a situarse dentro del espacio de los objetos y social. Sin olvidar que estas funciones psicomotoras testimonian al mismo tiempo factores neuropsicológicos y psicológicos-relacionales y ambientales. (En: Bottini, 2013: 17-18)

Es a partir de ello que nos cuestionamos qué conciencia de límites corporales hay en las personas que padecen TCA, cómo son estos límites, qué vivencia y noción tiene la persona con TCA de los límites corporales.

6.2. Inhibición psicomotriz

Es un trastorno que afecta el funcionamiento y la funcionalidad del cuerpo, estando el organismo en posibilidades de acceder a la función. Hay autores que refieren que este trastorno guarda relación con dificultades o fallas en la construcción de la imagen del cuerpo en relación al funcionamiento y la funcionalidad. Se cuestionan qué ocurre entre lo innato y lo adquirido, entre lo que traemos y lo que aprendemos a partir de la relación con los otros, los objetos y el medio. Cómo es dicha relación que define nuestro modo de ser y estar en el mundo.

Natacha Schnidrig (2006) refiere que la característica fundante de este cuadro psicomotor está relacionada al impedimento del movimiento o retención del mismo y a un dejar de hacer. Retención de la expresión y de la comunicación tanto verbal como gestual.

Son personas que manifiestan mucha dificultad para utilizar su cuerpo como medio de comunicación, aunque si bien tiende a retener la gestualidad, la palabra, evitan la mirada, en donde este comportamiento nos está comunicando algo, ya que la no comunicación podríamos decir que no existe.

Sus características principales y observables son las siguientes:

- Bloqueo tanto afectivo como tónico motor, modifica la eficiencia reduciendo el espacio comportamental. Tienden a reducir su acción corporal en el espacio amplio.
- Se observan movimientos lentos, cerrados, tensos, entrecortados, bloqueos, poco expresivos. Cuando accionan suelen hacerlo de modo explosivo, consecuente de su pobre modulación o regulación de su expresividad psicomotriz.

- Desde lo tónico se evidencia en este grupo de personas paratonías y sincinesias, la actitud conservada y reacciones de prestancia.
- Presentan dificultades en las coordinaciones motrices generales y en el equilibrio. Estas dificultades pueden tener relación con el miedo que estas acciones les generan y los fenómenos de índole neurovegetativos que éste les produce.
- Son personas que pasan desapercibidas, sobre adaptándose a las exigencias del aprendizaje, con la excepción de tareas donde lo corporal tenga un protagonismo. Son personas que sienten mucha ansiedad al ser mirados, por lo que tienden a evitar la mirada hacia los otros.
- Son calladas, tienden a guardar silencio, evitan cualquier tipo de exposición.
- Son hábiles en los juegos de corte intelectual, prefieren las actividades sedentarias.
- En el caso de los niños inhibidos, prefieren o buscan estar con adultos y esquivan la relación con sus pares.
- Los signos de inhibición se acentúan ante la presencia de un grupo o de personas desconocidas.

Nuevamente nos preguntamos con relación a las personas con TCA, y las características de la Inhibición Psicomotriz.

6.3. Torpeza psicomotriz

A este trastorno dentro del DSM-IV se lo encuentra con la denominación de Trastorno de las Habilidades Motoras. Las personas que presentan este trastorno se caracterizan por manifestar dificultades, imperfección habitual y continua de los movimientos de la vida cotidiana. Está comprometida la calidad y la precisión del movimiento y la praxia (movimientos exagerados, mal regulados). La misma se relaciona con perturbaciones en el esquema corporal con déficit en el conocimiento y uso del cuerpo.

Son personas que se caracterizan por realizar actividades de motricidad gruesa y fina de manera inmadura, desorganizada, errática, lenta, irregular o incongruente. Las aptitudes motrices son imprecisas y desde el plano neurológico no hay rasgos que lo justifiquen.

Estas dificultades pueden tener relación con alteraciones en las aferencias visuales, auditivas, vestibulares, táctiles y/o propioceptivas. La vivencia cotidiana puede no ser suficiente para que la persona reciba y elabore la información necesaria para aprender a reconocer las partes de su cuerpo y a partir de allí desplegar actos cada vez más complejos.

Es por ello que muchos autores cuando se refieren a la torpeza motora, hablan de déficit en la integración sensorio-motriz, y no basan su explicación solo en el déficit en la integración de las vías motoras del sistema nervioso central sino que también tienen en cuenta qué ocurre con el registro de la acción, la codificación y decodificación de la misma, en sus aspectos más básicos y sensoriales que ellas implican.

En las personas que manifiestan torpeza motora se observa:

- alteraciones en las coordinaciones generales y manuales (a pesar de que suelen adquirir los hitos motores dentro de los parámetros normales estipulados);
- alteraciones en el equilibrio;
- dificultades en la disociación de los movimientos (pobre agilidad);
- pobre habilidad manual que se trasluce usualmente en dificultades y pobre motivación en el dibujo y la escritura;
- paratonías de acción (dificultades para relajarse voluntariamente);
- conservación de actitudes;
- sincinesias (movimientos difusos y asociativos de carácter involuntario): de imitación (realiza el mismo movimiento con el miembro pasivo) y tónicas (oro-faciales, cuando mueve los MMSS mueve involuntariamente los MMII);
- dificultades en la estructuración espacial y rítmica;
- dificultad en el dominio del espacio y en la relación con el espacio de los objetos;
- baja tolerancia a la frustración, son ansiosos y dependientes;
- dificultades en su relación con los otros;
- en el lenguaje se suelen apreciar dificultades articulatorias.

6.4. Dispraxia

Es un trastorno que se manifiesta por la desorganización en el movimiento, en la secuencia témporo-espacial del acto motor y la inadaptación de los gestos al fin propuesto. Si bien despliegan de modo correcto sus coordinaciones, la dificultad radica en la praxia.

Ahora bien, ¿qué es una praxia? Diversos autores la mencionan como una función cerebral superior; como la capacidad para planificar o llevar a efecto una actividad poco habitual, que implica la realización de una secuencia de acciones para conseguir un fin o un resultado. A esto Pablo Bottini (2002: 140) le agrega que las praxias tienen un carácter fundamental en la evolución de la persona, en el plano de su desarrollo, haciendo referencia tanto a su inteligencia como a su capacidad de inserción social y cultural.

Cuando Victor Da Fonseca (2008) habla de praxia refiere que implica una función psicológica y una función motora. En la praxia se registran datos internos y externos, que se integran, se corrigen y se ajustan así a un programa motor que se adapta a las circunstancias del medio.

Cuando se habla del trastorno que afecta a las praxias, en reiteradas bibliografías se suele observar que se utilizan como sinónimos los términos dispraxia y apraxia. Nos parece oportuno poder diferenciarlos y fijar nuestra posición.

La apraxia implica ausencia de praxia. Se refiere a alteraciones de las coordinaciones motrices que implican total o parcialmente a movimientos, que habiendo sido alguna vez logrados por la persona no puede realizarlos, de modo tal que tanto su funcionamiento como su funcionalidad están afectados. El término apraxia suele utilizarse en la intervención con adultos, cuya alteración sería consecuencia de una lesión cerebral.

En el caso de la dispraxia se refiere a la afección de las coordinaciones motrices presentadas por niños en su proceso de desarrollo. Dichas coordinaciones, no existiendo noxa alguna que las altere, nunca llegaron a ser adecuadamente aprendidas en su funcionamiento por la persona en cuestión y su alteración es de tal magnitud que su funcionalidad (acción que está destinada en el contexto de ejecución) es ineficaz total o parcialmente (Bottini, 2002: 144).

La dispraxia sugiere una ineficacia en la planificación de las acciones, independientemente de una inteligencia normal y de una motricidad adaptable. El problema parece estar en la inter-relación entre la estructura del intelecto y los propios músculos efectores, entre el psiquismo, que organiza, controla y regula la acción, y el motor, que ejecuta y materializa la acción (Da Fonseca, 2008: 313-314).

Otro aspecto al que nos parece oportuno referirnos es acerca del diagnostico diferencial entre la dispraxia y la torpeza motora. Se podría decir que la radical distinción se centra en la persistencia de la alteración funcional, más allá de lo que se espera para el afianzamiento de la función en cuestión. En el caso de la persona torpe, la ejecución de la acción suele ser grotesca, tosca, pero la secuencia de movimientos está conservada; no así en el dispráxico, quien manifiesta dificultad en la coordinación del conjunto de movimientos, en evocar el gesto para desencadenar el conjunto de movimientos necesarios para lograr el objetivo.

Algunos rasgos que se observan en estas personas son:

- disfunción cerebral de la organización de la tonicidad, del equilibrio, de la lateralidad, de la noción de cuerpo y de la estructuración espacio-temporal;
- fallas en las praxias de la vida cotidiana;

- manifiestan tendencia a un tono muscular bajo;
- baja tolerancia a la frustración, dependientes, no toleran la desaprobación.

6.5. Disgrafía

Se suele definir a la disgrafía como un trastorno de la escritura, que se refleja en una escritura poco legible, con trazos inadecuados, reflejando dificultades en la ejecución de movimientos finos y ágiles con la mano.

Julián de Ajuriaguerra sostiene que: "…será disgráfico todo niño cuya escritura sea defectuosa, si no tiene un importante déficit neurológico o intelectual que lo justifique, niños intelectualmente normales escriben despacio y en forma ilegible, cosa que les retrasa su avance escolar" (Calmels, 2003: 57).

El DSM-IV-TR agrupa dentro de este trastorno a todas aquellas personas que manifiestan dificultades en la escritura; y subdivide dos tipos de síntomas que la definen. El primero, al cual denominan signos secundarios globales, incluye a la postura inadecuada, soporte incorrecto del lápiz, mala presión del mismo o velocidad de la escritura excesivamente rápida o lenta. Y el segundo grupo de síntomas, al cual denomina síntomas específicos, hace referencia puntualmente a la grafía (dibujo del grafema, letra): tamaño grande o excesivamente pequeño, letra inclinada, deforme, excesivo o no espacio entre letras, enlaces indebidos, etc.

Algo para tener en cuenta son los factores que influyen y permiten el despliegue de la escritura. Un niño o una persona para poder escribir necesita:

- capacidad de poder inhibir y controlar sus movimientos, coordinación óculo-manual y organización espacio-temporal;
- disociación de movimientos, debe poder tener independencia entre los movimientos de la mano y el brazo, disociación de movimiento de los dedos entre sí, así como poder controlar la prensión y presión del movimiento de la mano;
- organización y orientación espacial, para así poder evaluar la distancia, las formas y prever los movimientos que tiene que realizar;
- lograr un equilibrio postural, para evitar la fatiga;
- buena conciencia fonológica que le permita unir grafema-fonema (sonido de la letra) así como el gesto rítmico que implica cada letra.

De modo tal que, si algunos de los factores antes descriptos se encuentran alterados, esto generará consecuencias en la ejecución de la escritura.

Otros factores que influyen en este trastorno son: la capacidad de planificación y ejecución motriz, la capacidad de programación y realización del acto motor, la coordinación visomotriz (movimiento más información visual), dificultades en la lateralidad (zurdería contrariada o predominio lateral mixto), alteraciones en las funciones perceptivomotrices, en la estructuración y orientación espacial, trastornos del esquema corporal, déficit en la interiorización de su esquema corporal.

Los rasgos que llaman la atención son:

- Postura gráfica incorrecta (la postura cuerpo en general como así la postura del brazo, la cabeza, los miembros inferiores). Se considera que la postura adecuada consiste en mantener el tronco erguido, la cabeza derecha con una ligera inclinación que permita orientar la mirada; el antebrazo debe mantenerse flexionado y el codo separado del cuerpo; y los miembros inferiores con buen apoyo sobre el suelo, dando así sostén y contención. A su vez, el papel debe mantener una ligera inclinación hacia el lado contrario de la mano dominante.

- Una prensión inadecuada del lápiz (se considera que el agarre correcto del utensilio escritor consisten en una prensión en pinza, de los dedos índice en oposición con el pulgar y soporte en el dedo mayor).

- Deficiencia en la presión del trazo, es decir en la profundidad del trazo en el papel, el cual puede grueso, exagerado o bien por el contrario, débil, casi inapreciable.

- Ritmo escritor muy lento, entrecortado o bien muy rápido.

- Desproporcionalidad en el tamaño de la letra, la cual puede ser de gran tamaño, consecuencia de movimientos en bloque del brazo, o bien muy pequeña (muchas veces el tamaño de la letra da a ver algún rasgo de la personalidad del niño, lo cual explicaría su aparición).

- Deformación de la letra, se observan distorsión o mutilación de elementos que la conforman, llevando muchas veces a la dificultad para comprender lo que ellas significan.

- Dificultades en la direccionalidad del trazo, en la linealidad del trazo. Se considera que el movimiento escritor correcto se realiza de izquierda a derecha y de arriba hacia abajo, muchas veces estos niños lo realizan de forma contrariada.

- Trazos entrecortados y rígidos al momento de realizar giros, bucles o trazos circulares, lo cual podría deberse a dificultades en la disociación de los movimientos.

- Dificultades para encolumnar datos, números, palabras, dibujos.

- Mal uso de los elementos implicados en las coordinaciones óculomanuales, por ejemplo en el uso de la regla, la tijera, el pincel, el compás, etc.

Ahora bien, siempre que observemos a la persona, no se debe de dejar de considerar su singularidad.

Para llegar a diagnosticar estos trastornos, la Psicomotricidad se vale de la observación fenoménica de la persona en acción, es decir se observa su despliegue, cómo se desarrolla, cómo se vincula a través de su cuerpo y sus producciones con los otros, cómo resuelve los obstáculos que la situación le presenta. Y a su vez se utilizan algunas técnicas objetivas que ayudan a corroborar lo que se aprecia en el accionar.

Para finalizar, existen seguramente nuevos ámbitos de trabajos aún no explorados. Sólo la formación continua, la ética profesional, el respeto por nuestras incumbencias profesionales, la mirada desde la complejidad, el respeto por la interdisciplina, el ejercicio de escribir sobre nuestra práctica, el proceso de supervisión, y el interés por la investigación harán que la Psicomotricidad sea reconocida en los espacios donde ahora no está presente.

Teniendo en cuenta nuestra búsqueda de correlación entre los trastornos alimentarios y la Psicomotricidad, consideramos que las definiciones citadas nos introducen en un campo de interrogantes que podrían ser resueltos, tomando a esta disciplina como un abordaje necesario, que aporta en la interdisciplinariedad.

CAPÍTULO III

Experiencia en terreno

Como se anticipó en la Introducción, esta investigación refiere a la intervención psicomotriz como parte un equipo interdisciplinario de TCA, que funcionaba en el Servicio de Psicopatología, del Hospital Nacional de Clínicas de Córdoba, Argentina. La Psicomotricidad fue parte de este equipo en el período de tiempo 2005-2010. Sin embargo, los datos analizados refieren a las observaciones realizadas en el período 2009-2010.

Se utilizaron en este estudio como fuente primaria de información, entrevistas abiertas a profesionales del Equipo Interdisciplinario de Trastornos Alimentarios, del Servicio de Psicopatología del Hospital Nacional de Clínicas dependiente de la Universidad Nacional de Córdoba; observación directa no participante con registros de actividad y producciones gráficas realizadas por las pacientes que concurren al Taller Corporal de Psicomotricidad dependiente del mismo servicio desde el año 2009 al 2010 incluido.

También se incorpora a la investigación, una entrevista realizada a Débora Gribov, otra Psicomotricista que trabajó en esa misma época con TCA, en Hospital Maciel en la ciudad de Montevideo, Uruguay.

1. Encuadre de trabajo

El equipo interdisciplinario de TCA estaba conformado por nutricionistas, médicos clínicos, psicólogos (tratamiento individual y grupal), psiquiatras, grupo psico-educativo para pacientes y padres (estos últimos a cargo de psicóloga y psicopedagoga); y por el taller corporal de Psicomotricidad. El mismo se incorporó al servicio en el año 2005, y desde entonces funcionó ininterrumpidamente hasta el año 2011, a cargo de la Psmta. Claudia Marcela Carta.

Este taller se realizaba una vez a la semana, de marzo a diciembre inclusive, con una duración de una hora cuarenta y cinco minutos; la asistencia era obligatoria, al igual que las otras instancias del tratamiento interdisciplinario. Se desarrollaba en un aula del nosocomio, dentro del Servicio de Psicopatología y participaban en él pacientes que se encontraban en diferentes momentos de su tratamiento, incluyendo aquellas que recién ingresaban al mismo. En el taller se desarrollaban actividades vivenciales que tendían a la conciencia corporal y posteriormente a plasmarla por distintos medios.

Asistían pacientes entre trece y cincuenta años. Las pacientes seleccionadas para esta muestra tenían diagnóstico de AN o BN. Siendo un total de quince, oscilaban entre los trece y veinticinco años de edad, y dos de ellas eran hermanas. Fueron excluidas de esta investigación dos mujeres adultas embarazadas y aquellas cuya edad no se incluía en este rango etario. No todas las pacientes de la muestra realizaron todas las actividades analizadas, ya que si bien la asistencia era obligatoria, podían tener hasta un máximo de tres inasistencias consecutivas.

Datos preliminares, aportados por el Departamento de estadística del Hospital Nacional de Clínica nos indicaron que los pacientes atendidos anualmente ascendían a unos sesenta aproximadamente.

2. Instrumentos

2.1. Entrevista a los Profesionales del Equipo de TCA

Uno de los instrumentos utilizados para la recolección de datos y para conocer acerca de la labor de la intervención psicomotriz dentro del equipo interdisciplinario de los TCA, que funcionaba dentro del Hospital Nacional de Clínica de la ciudad de Córdoba fue la entrevista a profesionales.

Se utilizó entrevista abierta (o semi estructurada), focalizada según Ezequiel Ander Egg (1995). Se ofreció a los entrevistados las preguntas a realizar previamente a la entrevista, para que si el profesional prefería traerlas contestadas, lo haga; se conversó sobre el tema y se desarrolló en la parte libre aquello que se consideró importante y que no fue contemplado en las preguntas realizadas.

El registro con grabación permitió evitar la tergiversación de datos y darle mayor confiabilidad a los mismos; luego se extrajeron los datos con la menor contaminación posible y disminuyendo el riesgo de distorsiones por parte del entrevistador.

En cuanto al pedido de entrevista, se tuvieron en cuenta los siguientes pasos a seguir:

a) presentación: explicando fines y beneficios con indicadores del uso de los datos;
b) pedido de cooperación y motivo de consulta a ese profesional;
c) institución a la que se pertenece, para realizar el pedido de colaboración y para proporcionar seriedad y responsabilidad en la comunidad;
d) instrucciones para contestar, para que el entrevistado sepa qué es lo que se pregunta y de qué manera responder a ello;
e) aspectos materiales y estéticos, con el objeto de acordar las condiciones de la entrevista.

Con respecto al tipo de preguntas que se realizaron, se tomó la clasificación propuesta por Ezequiel Ander Egg:

- de hecho: sobre cuestiones concretas y tangibles;
- de acción: interrogantes sobre una acción realizada y detalles de las mismas;
- de opinión: para conocer lo que opina o piensa el entrevistado.

Para la formulación de las preguntas se procuró que las mismas no sugieran las respuestas, estableciendo un orden lógico.

Desde los datos extraídos en las entrevistas, se estableció una categorización de variables, para analizar los testimonios obtenidos.

Nombre: Claudia Fulla   *Profesión: Psicóloga*

— *¿Cómo empezó Ud. trabajando con los TCA?*
— Comencé siendo invitada como terapeuta gestáltica a participar en el equipo de TCA del Hospital de Clínicas. Luego de observar durante un tiempo el trabajo profundo y prolijo que llevaban a cabo los profesionales del lugar, despertó mi interés por involucrarme en el tema y comencé a perfeccionarme. Tiempo después integré como observadora un equipo de trabajo de psicoterapia grupal, pasando luego a ser la terapeuta a cargo del mismo grupo, experiencia que marcó mi camino profesional y personal, dejando en mí huellas de mucho valor.

— *¿Desde qué lugar trabaja Ud.? ¿Trabaja desde el cuerpo, desde la palabra o el movimiento?*
— Trabajo desde la psicoterapia gestáltica, una terapia vivencial, experiencial, humanística, soportativa, integrativa... que prioriza

el sentir antes que el pensar, el hacer antes que el hablar acerca de. Parto de la base de que "soy un cuerpo" y no "tengo un cuerpo"... y desde allí se funda el trabajo.

— *¿Qué postura corporal muestran las personas con TCA? ¿Observa alguna postura corporal específica, alguna actitud corporal común a las/los pacientes en su consulta? ¿Y en el espacio que utiliza en consultorio (individual y/o grupal)?*

— Es bastante frecuente una postura rígida, con escasa flexibilidad y falta de reconocimiento de lo que le está pasando a su cuerpo.

— *¿Qué ve Ud. en relación a la vivencia del cuerpo en las pacientes con TCA? (Sensaciones corporales, vivencias sobredimensionadas...).*

— Es común que en estas patologías las personas vivencien el cuerpo como un bien a modificar, como una responsabilidad de su parte, y de la cual depende gran parte de su valoración personal, de su autoestima. Ponen en el cuerpo, a través del mecanismo del desplazamiento, el centro de sus conflictos. Como es común negar los verdaderos conflictos, y les cuesta asumir lo que les pasa a nivel vincular, y baja tolerancia a la frustración, suele ser el cuerpo el campo de batalla en donde pretenden (vanamente) resolver gran parte de sus conflictos... suelen tener el pensamiento "controlando mi cuerpo, tengo controlada mi vida"... De esta manera la vivencia del cuerpo es frustrante, exigente, sobredimensionada y una verdadera esclavitud, y llegan hasta necesitar auto-agredirse para detener esta vivencia a veces insoportable.

— *¿Cómo se relacionan las/los pacientes con su cuerpo? ¿Qué observa Ud.?*

— Por lo general, y en esto hay que tener cuidado porque trabajo con personas únicas, individuales, y por lo tanto toda generalización puede ser una falsificación... puedo decir que hay un rechazo del cuerpo que "tengo", una negación, una necesidad de cambiarlo, de transformarlo por otro que "quiero tener", sintiéndose con poder sobre el cuerpo como si se tratara de un bien ajeno sobre el que tengo derecho a operar. Esto va acompañado con un alto grado de autoexigencia, un desprecio por sí mismas, una baja autoestima y una dificultad para reconocer y expresar emociones y sensaciones, entre otros síntomas característicos.

— *¿Existen trastornos alimentarios secundarios a un trastorno psiquiátrico? En estos casos, ¿observa Ud. alguna característica particular de la vivencia del cuerpo del paciente?*

— Sí, se encuentra el TCA como un síntoma secundario a otras psicopatologías, y desde allí se desprende también el tipo de tratamiento más recomendado para el caso particular, necesitando siempre realizar un acertado psicodiagnóstico.

— *Desde que se introdujo la Psicomotricidad en el equipo ¿Ud. aprecia diferencias, avances en el grupo de pacientes? Y con respecto a la interdisciplina ¿qué aporta la Psicomotricidad?*

— El trabajo desde la Psicomotricidad me parece sumamente enriquecedor y complementario con el grupo psicoterapéutico.

El aporte que realiza el taller corporal tiene que ver con el incremento en la conciencia corporal de las pacientes, un uso más adecuado de la respiración como herramienta fundamental de autosoporte, la integración de mente/cuerpo durante el trabajo, la focalización de la conciencia en el cuerpo, el contacto con las emociones puestas en el cuerpo, y muchas otras bondades que hacen que sea imprescindible la inclusión de estos profesionales en todo equipo que quiera ser íntegro para abordar las patologías de la conducta alimentaria.

— *¿Qué otro aspecto de relevancia en relación a la vivencia del cuerpo o no necesariamente, puede Ud. aportar?*

— Quiero destacar la importancia de la labor del equipo multi e interdisciplinario en el abordaje de esta problemática, y la pasión necesaria para que este trabajo de frutos. Adelante, que este camino es sinuoso, pero tiene grandes sorpresas y satisfacciones.

Nombre: Dra. Paulina Taborda　　　　　*Profesión: Médica Clínica*

— *¿Cómo empezó Ud. trabajando con los TCA?*

— Atendía a jóvenes estudiantes universitarias y allí empecé a interesarme por los trastornos alimentarios, luego hice un posgrado en Trastornos Alimentarios, y en el año 2005 comencé a atender en el Hospital (Nacional de Clínicas).

— *¿Desde qué lugar trabaja Ud.? ¿Trabaja desde el cuerpo, desde la palabra o el movimiento?*

— Como médica clínica mi mirada es desde la sintomatología que presentan las pacientes, desde el cuerpo.

— *¿Qué postura corporal muestran las personas con TCA? ¿Observa alguna postura corporal específica, alguna actitud corporal común a las/ los pacientes en su consulta? ¿Y en el espacio que utiliza en consultorio (individual y/o grupal)?*

— Lo que yo observo en mi consultorio es una postura corporal muchas veces retraídas en las pacientes anoréxicas; en las pacientes bulímicas una postura más desinhibida. Con respecto al uso del espacio en mi consultorio algunas pacientes lo usan más cómodamente y otras (anoréxicas) hacen un uso como más limitado, quizás como con temor.

— *¿Qué ve Ud. en relación a la vivencia del cuerpo en las pacientes con TCA? (Sensaciones corporales, vivencias sobredimensionadas...).*

— Con respecto a las vivencias del cuerpo en las pacientes noto que en él depositan muchos de sus malestares psicológicos. Manifiestan la distorsión de su imagen corporal, como así también otras manifestaciones sintomáticas orgánicas (como cefaleas, síntomas digestivos, mareos, etcétera).

— *¿Cómo se relacionan las/los pacientes con su cuerpo? ¿Qué observa Ud.?*

— La relación de las pacientes con su cuerpo es, en general, mala ya que tienen una disconformidad importante con él, no lo aceptan.

— *¿Existen trastornos alimentarios secundarios a un trastorno psiquiátrico? En estos casos, ¿observa Ud. alguna característica particular de la vivencia del cuerpo del paciente?*

— Sí existen trastornos alimentarios secundarios a trastornos psiquiátricos. En algunas pacientes con trastornos de personalidad bordeline o psicótica he notado muchas veces lesiones de autoagresiones en su cuerpo.

— *Desde que se introdujo la Psicomotricidad en el equipo ¿Ud. aprecia diferencias, avances en el grupo de pacientes? Y con respecto a la interdisciplina ¿qué aporta la Psicomotricidad?*

— Desde que se introdujo la Psicomotricidad en el equipo creo que ha habido mayores avances en muchas pacientes. La Psicomotricidad nos aporta: cómo se relacionan las pacientes con su cuerpo, cómo se relacionan con el espacio, cómo se relacionan con los otros. Les sirve para aprender a conocer sus sensaciones, emociones.

— *¿Qué otro aspecto de relevancia en relación a la vivencia del cuerpo o no necesariamente, puede Ud. aportar?*

— Es primordial el abordaje interdisciplinario para trabajar con los pacientes con trastornos alimentarios.

Nombre: Nelly Barrionuevo Colombres   *Profesión: Médica*

— *¿Cómo empezó Ud. trabajando con los TCA?*
— En el Hospital Nacional de Clínicas, en mi tercer año de residencia, internaron una pacientita con Anorexia Nerviosa, me impactó el caso. Posteriormente me fui especializando en Adolescencia, fui conociendo sobre esta problemática –en este grupo etario es importante el número de casos de TCA–.

— *¿Desde qué lugar trabaja Ud.? ¿Trabaja desde el cuerpo, desde la palabra o el movimiento?*
— Desde la palabra, estimulando el trabajo con el cuerpo y el movimiento.

— *¿Qué postura corporal muestran las personas con TCA? ¿Observa alguna postura corporal específica, alguna actitud corporal común a las/ los pacientes en su consulta? ¿Y en el espacio que utiliza en consultorio (individual y/o grupal)?*
— La postura en general es forzada, abatida; se contradice con el desafío y/o "convicción" de sus palabras. El espacio en la consulta clínica es individual, en determinadas situaciones se asocia consultas grupales con el objetivo intercambiar experiencias.

— *¿Qué ve Ud. en relación a la vivencia del cuerpo en las pacientes con TCA? (Sensaciones corporales, vivencias sobredimensionadas…).*
— Presentan distorsión de la imagen corporal y distorsión y/o falta de percepción de sus sensaciones. Están pendientes de su cuerpo, sobredimensionan pequeñas vivencias como un dolor muy leve en región torácica y minimizan o no pueden "escuchar o detectar" manifestaciones evidentes como los mareos o la fatiga. Tienen dificultad para reconocer y expresar sus vivencias y sensaciones.

— *¿Cómo se relacionan las/los pacientes con su cuerpo? ¿Qué observa Ud.?*
— Creo que consideran al cuerpo como una parte diferente o separada de "su persona". Segmentan su ser en cuerpo y mente-espíritu, sobredimensionando lo "racional o intelectual" (en realidad no responde al rasocinio). Y no pueden integrar el cuerpo al medio real, sino a su imaginario.

— *¿Existen trastornos alimentarios secundarios a un trastorno psiquiátrico? En estos casos ¿observa Ud. alguna característica particular de la vivencia del cuerpo del paciente?*
— Considero que no existen TCA secundarios a Trastornos Psiquiátricos; existen TCA con alteraciones psíquicas de diversas características

y que estos pueden exacerbarse por la restricción alimentaria y/o las conductas purgativas. Modificando el sistema psico-neuro-inmuno-endocrinológico. El individuo es un ser biopsicosocial (incluye lo espiritual), no puede desmembrarse.

— *Desde que se introdujo la Psicomotricidad en el equipo ¿Ud. aprecia diferencias, avances en el grupo de pacientes? Y con respecto a la interdisciplina ¿qué aporta la Psicomotricidad?*

— Esta pregunta es muy amplia. La Psicomotricidad permite y facilita el contacto con el "ser", el cuerpo, sus sensaciones y sentimientos; el conocimiento y reconocimiento de individuo, facilitando la expresión, la creatividad y la interacción con el entorno. El aporte depende de la formación disciplinar y la capacidad del equipo de trabajar en interdisciplina.

— *¿Qué otro aspecto de relevancia en relación a la vivencia del cuerpo o no necesariamente, puede Ud. aportar?*

— Los TCA son muy complejos de etiología y manifestaciones muy variada, por lo que la Psicomotricidad realiza aportes de mayor o menor significación acorde a cada caso o paciente. Sin dudas aporta elementos para las interacciones emocionales, simbólicas y sensorio-motrices y de expresarse en un contexto psicosocial.

A modo de análisis de los datos que aportaron las entrevistas realizadas a los diferentes profesionales del equipo interdisciplinario de TCA, que funcionaba en el Hospital Nacional de Clínicas, de la ciudad de Córdoba, se apreció que en su mayoría, la intervención parte y se centra desde y con el cuerpo, siendo éste el eje fundamental de la terapia: "Parto de la base de que 'soy un cuerpo' y no 'tengo un cuerpo'", manifiesta una de las psicólogas del grupo.

Los profesionales refirieron que una constante que se observa en las pacientes con TCA es que toman al cuerpo como un objeto, como "un bien a modificar"; utilizándolo a éste como chivo expiatorio en el cual depositan la mayoría de sus conflictos, distorsionando así las sensaciones, las percepciones que reciben de él, alterando, no solo el conocimiento de sí mismas sino también su relación con los otros y con el medio que las rodea.

Sobresale así la percepción de que las personas con TCA manifiestan un rechazo del cuerpo, una negación, una necesidad de cambiarlo, de transformarlo por otro que desean tener, que sobrevaloran, generando así una disconformidad para y hacia éste. Esto se apreciaría, según expresaron las profesionales, en la postura predominante que este grupo de personas suelen presentar: postura rígida, retraída, con escasa flexibilidad.

Es por ello que todos los profesionales del equipo reconocieron y valoraron la importancia y lo enriquecedor que fue el aporte que el profesional de la psicomotricidad hizo y hace, no solo al equipo interdisciplinario, sino al tratamiento de las pacientes, como partícipe de sus terapias. Ellos consideraron que la intervención psicomotriz promueve la conciencia corporal, la integración mente/cuerpo, el contacto con las emociones puestas en el cuerpo, cómo se relacionan con los otros. Todos ellos defendieron la incorporación de profesionales de la psicomotricidad en los equipos interdisciplinario que abordan estos trastornos.

Otro aspecto en el que coincidieron los profesionales es que los TCA suelen presentarse como una patología asociada o secundaria a otro trastorno psiquiátrico, por ello es importante realizar un diagnóstico diferencial. De allí que otra constante que se extrajo de las entrevistas realizadas, fue la necesidad y la continua capacitación que realizan los distintos profesionales para el abordaje de los mismos, considerando la multi-causalidad o multi-factorialidad que los determinan y los definen; promoviendo, favoreciendo y enriqueciendo así también el trabajo interdisciplinario, modo de trabajo indispensable para abordar estos trastornos.

2.2. Entrevista a la psicomotricista Débora Gribov

Nombre: Débora Gribov　　　　　　　*Profesión: Psicomotricista*

— *¿En qué ámbito trabaja Ud. con trastornos en la conducta alimentaria?*
— Hospital Maciel, Ministerio Salud Pública, servicio de Salud Mental; anteriormente, alrededor de 8 años, este equipo funcionó en la cátedra de Psiquiatría, Facultad de Medicina, Universidad de la República.

— *¿Qué edades tienen las pacientes con que ha trabajado?*
— De 15 años en adelante.

— *¿A qué edad con frecuencia se recibe la derivación? ¿Quién deriva?*
— En su mayoría son adolescentes, un porcentaje importante son derivadas de las policlínicas barriales: psiquiatra, médico de familia, psicólogos y una cantidad no menor la propia familia concurre al Servicio.

— *¿Cuál es la demanda?*
— Dificultad en los hábitos alimentarios y cuadros depresivos.

— *¿Qué modalidad de abordaje implementa? ¿Qué estrategias utiliza?*
— En el campo psicomotriz trabajamos usando como herramienta principal la Relajación terapéutica y la búsqueda, en la medida de lo posible, de la construcción de un mapa corporal, a partir de modelados y collage, fotografía.

— *En su práctica ¿qué áreas del desarrollo se encuentran más afectadas?*
— El aspecto más preocupante en estas pacientes es la distorsión de la percepción de la imagen corporal.

— *¿Cuánto tiempo permanecen en tratamiento psicomotor?*
— Mucho pero siempre depende de los procesos y lo que se vaya evaluando en el equipo.

— *¿Puede encontrar coincidencias relevantes en la vivencia del cuerpo de estas pacientes?*
— Dificultad en poder sentir y visualizar el cuerpo como entidad subjetivizante, es decir un constructo más allá de su dimensión orgánica.

— *¿Observa Ud. algún rasgo particular en relación a la organización corporal y a la actitud corporal?*
— Si pensamos la organización del lado del esquema no aparecen grandes diferencias con respecto a otros sujetos; sin embargo, la actitud podríamos vincularla a la postura o al eje tónico-postural donde podríamos observar, en forma muy general, desajustes y/o dificultad en percibir y reconocer un eje que unifica y sostiene.

— *Con respecto al uso del espacio, ¿se podría hablar de alguna manera particular de estructuración espacio-temporal en las personas con TCA?*
— No me queda clara la pregunta, sin embargo el tema del espacio como una de las dimensiones constituyentes de la corporeidad debe ser manejado en el proceso terapéutico. Sucede lo mismo con el tiempo, incluidos los ritmos y las cadencias.

— *Y en cuanto a su modo de relación, ¿existe alguna modalidad de relación (consigo mismo, con los otros, y con el entorno) que los caracterice?*
— Me he encontrado con una población que tiende a "manejar" los aspectos vinculares con tendencia a la polarización y la dicotomía: se ama o se odia, se come todo o no se come nada, muchas veces tenemos que manejar con cuidado y analizar a nivel de la reunión del equipo las idealizaciones de las pacientes.

— *¿Encuentra relación o puntos de coincidencia con algún trastorno psicomotor? ¿Cuál/es?*
— Con las inestabilidades, en particular la posibilidad de construir límites corporales o imposibilidad y su búsqueda.

— *¿Cuáles son los beneficios de la Intervención Psicomotriz en el TCA? ¿Qué resultados obtiene durante su modalidad de intervención?*

— La mirada al proceso de constructo corporal enriquece la comprensión sobre la historia del síntoma o del padecimiento, el espacio terapéutico desde la mirada psicomotriz habilita en forma significativa el acceso a la representación, simbolización y la integración.

— *¿Actualmente hay aumento de casos diagnosticados del TCA?*
— Sí.

— *¿Quisiera agregar algún comentario sobre nuestra temática?*

— Por razones obvias me gustaría tener más espacios de difusión e intercambio de nuestra tarea, lamentablemente aún cuesta mucho difundir la tarea desde la Psicomotricidad y su inserción en equipos interdisciplinarios.

Dentro de los datos significativos que se extrajeron de la entrevista con la presente profesional fueron los siguientes: Débora Gribov, es una Psicomotricista uruguaya, que desempeñaba su labor en el Hospital Maciel de Montevideo, dentro del servicio de Salud Mental y desde hace varios años, trabaja con pacientes con TCA, siendo en su mayoría adolescentes y mujeres. Ella remarca que con el transcurrir del tiempo, la edad de inicio de estos trastornos es cada vez más temprano.

Su modo de abordaje se basa, principalmente, en la utilización de la Relajación terapéutica, la construcción de un mapa corporal, a partir de modelados y collage, fotografía. Ella refirió que en estas producciones lo que sobresale es la distorsión que este grupo de personas tiene de la percepción de su imagen corporal, las dificultad en poder sentir y visualizar el cuerpo como entidad subjetivizante, como constructo más allá de su dimensión orgánica, desajustes y/o dificultad en percibir y reconocer un eje tónico-postural que unifica y sostiene.

Otro aspecto que es recurrente y que se repite en el trabajo psicomotriz, según manifestó esta profesional, es que este grupo de pacientes tiende a "manejar" los aspectos vinculares con tendencia a la polarización y la dicotomía: se ama o se odia, se come todo o no se come nada, dificultad en construir límites corporales. Dando a ver estas características rasgos de inestabilidad psicomotriz, vinculándoselos así con los trastornos psicomotores.

Ella reconoce que la intervención psicomotriz es un espacio terapéutico que habilita en forma significativa el acceso a la representación, simbolización y la integración del cuerpo, enriqueciendo así la comprensión sobre la historia del síntoma o del padecimiento.

PROFESIÓN /DISCIPLINA	ABORDAJE CORPORAL	VIVENCIA DEL CUERPO	RELACIÓN CON EL CUERPO	POSTURA	ACTITUD	ESPACIO TIEMPO	TRASTORNO PSIQUIÁTRICO	OTROS
Médica Clínica Paulina Taborda	Desde la sintomatología que presentan las pacientes, desde el cuerpo.	Noto que en el cuerpo depositan muchos de sus malestares psicológicos. Manifiestan la distorsión de su imagen corporal, como así también otras manifestaciones sintomáticas orgánicas (cefaleas, síntomas digestivos, mareos, etc.).	La relación de las pacientes con su cuerpo es en general mala, ya que tienen una disconformidad importante con él; no lo aceptan.	En las pacientes anoréxicas la postura corporal, muchas veces es retraídas; en las pacientes bulímicas una postura más desinhibida se observa.		Con respecto al uso del espacio en mi consultorio, algunas pacientes lo usan más cómodamente y otras (anoréxicas) hacen un uso más limitado, quizás como con temor.	Existen trastornos alimentarios secundarios a trastornos psiquiátricos. En algunas pacientes con trastornos de personalidad bordeline o psicótica he notado muchas veces lesiones de autoagresiones en su cuerpo.	Desde que se introdujo la Psicomotricidad en el equipo creo que ha habido mayores avances en muchas pacientes. La Psicomotricidad nos aporta: cómo se relacionan las pacientes con su cuerpo, cómo se relacionan con el espacio, cómo se relacionan con los otros. Les sirve para aprender a conocer sus sensaciones, emociones. Es primordial el abordaje interdisciplinario.
Psmta. Débora Gribov	Trabajamos usando como herramienta principal la relajación terapéutica y la búsqueda de la construcción de un mapa corporal, a partir de modelados y collage, fotografía.	El aspecto más preocupante es la distorsión de la percepción de la imagen corporal.	Dificultad en poder sentir y visualizar el cuerpo como entidad subjetivizante, es decir, un constructo más allá de su dimensión orgánica.		Podríamos vincular la actitud a la postura o al eje tónico-postural donde se observaría, en forma muy general, desajustes y/o dificultades en la percepción y el reconocimiento de un eje que unifica y sostiene.	El espacio como dimensiones constituyentes de la corporeidad debe ser manejado en el proceso terapéutico, sucede lo mismo con el tiempo, incluidos los ritmos y las cadencias.	Dificultad en los hábitos alimentarios y cuadros depresivos.	En la organización del esquema no aparecen grandes diferencias con respecto a otros sujetos. Tiende a "manejar" los aspectos vinculares con tendencia a la polarización y la dicotomía: se ama o se odia, se come todo o no se come nada, tenemos que manejar con cuidado y analizar en reunión del equipo las idealizaciones de las pacientes. Coincide con inestabilidad psm. en particular con la posibilidad de construir límites corporales o imposibilidad y su búsqueda.

| Psmta. Marcela Carta | Desde el cuerpo y sus producciones, expresiones artísticas varias. | No pueden habitar su cuerpo, no reconocen que su cuerpo les permite ser y estar en el mundo. Exigencias irracionales al cuerpo según sus fantasías o ideales. Falta de registro del cuerpo-desconocimiento de esquema corporal esperado para la edad, dificultades en la integración sensorial, escisión emoción y cuerpo. Falta de integración en el eje corporal. | Relación negativa, de disconformidad, exigencia e insatisfacción, falta de vivencias positivas con el cuerpo. Sensaciones corporales bizarras. Tatuajes en el cuerpo. Pearcing en lengua, cuello, nariz, bozo, cerca de boca. | Rigidez, estaticismo, normo tono ascendido; paratonías. Contracturas severas. | Alerta aumentada, actitud hipervigilante, de sobre control, quietud, rigidez, inhibición, acorazamiento en sus cuerpos. Hay intención, deseo pero el bloque es a nivel actitudinal, y por lo tanto obstaculiza la acción. | Limitado al espacio corporal, no inspeccionan, ni invisten el espacio próximo o lejano. Preferencia del suelo para las actividades, usan espacios periféricos de la sala. | Los pacientes con otros trastornos asociados, tienen similares vivencias del cuerpo más agravadas: la escisión de sensación, emoción, pensamiento, rigidez corporal, falta de una melodía kinética armoniosa, ideación y fantasías respecto al cuerpo; mayor grado de autoagresión: vómitos de sangre, cortes, consumo de sustancias y alcohol. Mayor grado de aislamiento, el mundo de relaciones muy comprometido. | Es imposible su abordaje fuera del contexto interdisciplinario. Coincide con la manera de relacionarse con el cuerpo de la Inhibición Psicomotriz. |

Psga. Claudia Fulla	Desde la psicoterapia gestáltica, una terapia vivencial, experiencial, humanística, soportativa, integrativa que prioriza el sentir antes que el pensar, el hacer antes que el hablar acerca de. Parto de la base de que "soy un cuerpo" y no "tengo un cuerpo" y desde allí se funda el trabajo.	El cuerpo, es el centro de sus conflictos y es un bien a modificar, del cual depende su valoración personal. La vivencia del cuerpo es frustrante, exigente, sobredimensionada y una verdadera esclavitud, llegan hasta necesitar auto agredirse para detener esta vivencia insoportable. El cuerpo es el campo de batalla en donde pretenden resolver sus conflictos.	Rechazo del cuerpo que "tengo", necesidad de cambiarlo, de transformarlo por otro que "quiero tener". Sintiéndose sobre el cuerpo como si se tratara de un bien ajeno. Alto grado de autoexigencia, desprecio por sí mismas, baja autoestima y dificultad para reconocer y expresar emociones y sensaciones.	Rigida con escasa flexibilidad y falta de reconocimiento de lo que le está pasando a su cuerpo.	Les cuesta asumir lo que les pasa a nivel vincular, y baja tolerancia a la frustración … suelen tener el pensamiento "controlando mi cuerpo, tengo controlada mi vida".		Sí, se encuentra el TCA como un síntoma secundario a otras psicopatologías, de allí se desprende el tratamiento necesitando siempre realizar un acertado psico-diagnóstico.	La importancia de interdisciplina. El trabajo desde la psicomotricidad me parece enriquecedor y complementario con el grupo psicoterapéutico. El aporte que realiza tiene que ver con el incremento en la conciencia corporal, un uso más adecuado de la respiración como herramienta fundamental de auto-soporte, la integración de mente/cuerpo durante el trabajo, la focalización de la conciencia en el cuerpo, el contacto con las emociones puestas en el cuerpo; hace que sea imprescindible la inclusión de estos profesionales en todo equipo que quiera ser íntegro para abordar TCA.
Médica en TCA Dra. Nelly Barrionuevo Colombres	Desde la palabra, estimulando el trabajo con el cuerpo y el movimiento.	Presentan distorsión de la imagen corporal y/o distorsión y/o falta de percepción de sus sensaciones. Tienen dificultad para reconocer y expresar sus vivencias y sensaciones.	Consideran al cuerpo como una parte diferente o separada de "su persona", sobredimensionando lo "racional o intelectual".	Es forzada, abatida, se contradice con el desafío o "convicción" de sus palabras.		El espacio en la consulta clínica es individual, en determinadas situaciones se asocian consultas grupales con el objetivo de intercambiar experiencias.	Considero que no existen TCA secundarios a Trastornos Psiquiátricos; existen TCA con alteraciones psíquicas de diversas características y que estos pueden exacerbarse por la restricción alimentaria y/o las conductas purgativas.	La Psicomotricidad permite y facilita el contacto con el "ser", el cuerpo, sus sensaciones y sentimientos; el conocimiento y reconocimiento de individuo, facilitando la expresión, la creatividad y la interacción con el entorno.

2.3. Observación

REGISTRO Y ANÁLISIS

Otra técnica que se utilizó para la recolección de información fue la observación no participante del trabajo corporal psicomotriz, a cargo de la Psicomotricista Natividad Castellani, que fue realizada en el grupo de pacientes con TCA en el Hospital Nacional de Clínica de la ciudad de Córdoba, considerando el interés en la vivencia del cuerpo en los TCA de esta investigación.

Se expondrán una síntesis de los registros y análisis de las sesiones vivenciadas por el grupo de estudio.

Cuando hablamos de observación desde la Psicomotricidad hacemos referencia a aquella herramienta que nos permite conocer e indagar acerca del otro que tenemos en frente. Es una búsqueda que intenta descubrir el significado de lo que ocurre en eso que estamos viendo; es registrar lo más fielmente posible y con el lenguaje apropiado aquello que está sucediendo para luego interpretarlo.

Es un mirar con sostén en un marco teórico referencial para formular y luego verificar (o no) hipótesis. El que observa indaga, pregunta, busca recuperar algo de lo sabido, de lo esperable. También expande preguntas para encontrar respuestas que amplíen lo conocido.

La observación debe recaer siempre en los hechos, logrando así un registro fenoménico de lo que ocurre.

Algunos aspectos que se observaron fueron:

- actitud;
- gestualidad expresiva;
- equilibrio estático y dinámico;
- el tono;
- las coordinaciones generales y manuales;
- las praxias, el grafismo, los movimientos disociados;
- la estructuración y organización espacio temporal;
- la lateralidad;
- el esquema corporal;
- la morfología;
- la expresividad a través de técnicas artístico expresivas;
- las relaciones interpersonales: con los pares, con los adultos;
- la comunicación

Como resultado, se encontró en la observación, los siguientes datos significativos como características comunes a la mayoría de las integrantes:

- dificultad en hablar sobre el propio cuerpo: posiblemente debido a un pobre conocimiento del esquema corporal, o una posible inhibición Psicomotriz, o por falta de aceptación y relación con el mismo;
- importante bloqueo en distinguir partes del cuerpo, de sentirlo y vivenciarlo;
- severa dificultad de poner palabras a las sensaciones corporales vividas, que generan angustia y movilizan;
- el punto anterior se traduce en un bloqueo a nivel movilidad y disponibilidad corporal;
- no obstante muestran intención, deseo de producción, pero este se ve truncado a nivel actitudinal;
- búsqueda de apoyo y sostén del cuerpo en el suelo (decúbito dorsal o decúbito ventral), y del apoyo sobre sus manos;
- aumento del tono corporal en general, por actitud de sobre control;
- presencia de múltiples contracturas musculares, especialmente en cuello y espalda, que actúan como verdaderas corazas musculares;
- dificultad en discriminar y expresar sus emociones en palabras; esto aumenta el estado del tono muscular (telón de fondo de las emociones) y favorece formas inadecuadas de liberar tensiones;
- dificultades en relajar el cuerpo, debido a la actitud de sobre-control;
- dificultades en el reconocimiento de distintos tipos de respiraciones y en el registro y diferenciación de estas; la posibilidad de respirar y relajar favorece la expresión y liberación de emociones;
- utilización estereotipada del espacio;
- no hay adecuación rítmica con relación a un ritmo externo; dificultad en seguir distintos ritmos;
- obstáculo en imitación de posturas del cuerpo en los distintos planos espaciales;
- ausencia de impulsos en los movimientos libres y de libertad de movimientos;
- las acciones corporales están intelectualizadas, son cerebrales en general, mediadas por el pensamiento –por ello al realizar una acción por orden verbal, encuentran obstáculos en encontrar y en sentir las partes del cuerpo donde se generan los movimientos–;
- estructura sostén: ineficacia en localizar sistema óseo y músculo-articular;

- y, por lo tanto, insuficiencia en reconocimiento de espacios internos, externos y límites del cuerpo: la piel o encontrar el corazón dentro del tórax;
- límites corporales no borrados, pero sí confusos;
- sensaciones cenestésicas pobres, bloqueadas, y/o inhibidas: posturas construidas sobre apoyos ineficientes;
- peso del cuerpo situado sobre los talones, bordes internos o externos;
- sensaciones corporales desajustadas a la realidad: pies cansados como bolitas, adormecidos; edema, hinchazón, pesadez, dureza;
- sentimientos verbalizados: miedo a caer, atadura, contractura;
- falta de confianza en el grupo, para soltar el peso del cuerpo;
- registros corporales verbalizados: alineación hacia el hemi-cuerpo izquierdo, en varias integrantes, pero no siempre; sensación de avanzar y sentir que la cabeza va detrás del cuerpo; cabezas pesadas, cuellos contracturados por el peso de la misma, tener burbuja en espalda, sensación de edema, pesadez;
- relaciones "todo-nada" expresadas en el cuerpo; esta falta de contraste podría deberse a la dificultad en diferenciar, reconocer y construir el esquema corporal;
- descarga negativas de tensiones corporales, vividas a través de auto-agresión (cortes, vómitos de sangre, ayunos y en los ejercicios gimnásticos);
- sensaciones placenteras y de distensión luego de trabajar con collage libre, modelado y de pintar mandalas;
- en la relajación, pese al impedimento en soltar las tensiones, apareció la sensación placentera y de tranquilidad;
- el grupo ha expresado sentimientos de bienestar en actividades que impliquen:
  - elongación y relajación;
  - trabajo en áreas estético expresivas: pintura de mandalas, modelado;
  - utilización de elementos: globos, pelotas (de tenis), para facilitar la relajación.

2.4. Actividades vivenciales del taller

Toda emoción impacta y hace huella en el cuerpo en forma de acumulación de tensiones. Éstas forman verdaderas corazas musculares que, además de modificar el patrón postural, limitan, coartan la capacidad de percibir. Es por ello que la imagen percibida del cuerpo, está teñida por la sensación y marcada por las experiencias previas; la percepción se conforma sobre la vía sensitiva y está condicionada al mundo de vivencias anteriores. Esto se convierte en factor subyacente en la comunicación recíproca e influye en la relación con sí mismo y con el mundo. Por ello, en el desarrollo del taller se llevaron a cabo diferentes actividades vivenciales para reforzar estos vínculos, tales como:

- eutonía;
- rolfing-movimento;
- sensopercepción;
- trabajo con cuentos (*Quién se ha robado mi queso* –Fisher, 2011–; *Ni ratones, ni dragones: seres humanos auténticos*– García Pérez y Magaz Lago, 1988–; *El caballero de la armadura oxidada* – Jonhson, 2000–);
- actividades artístico-expresivas (plástica, modelado, verbalizaciones, escritura, dibujo, actividades con mandalas; y todas aquellas que pudieran surgir del interés y necesidad del grupo).

La sensibilización del cuerpo desde los sentidos y su integración (peso, elasticidad, capacidad de movimiento) conlleva al dominio de éste por medio del conocimiento cada vez más profundo y de su entrenamiento consciente. Para ello utilizamos la música como estímulo de creación, sensibilización y orientación; y también la corporización de elementos musicales por medio del movimiento.

La labor pedagógica es inseparable del trabajo de vivencia corporal para los objetivos propuestos; por ello fue importante para el grupo, complementar el trabajo corporal con algunas imágenes seleccionadas y otras diseñadas con fines educativos. Por ejemplo:

a) Posteriormente al trabajo del sistema óseo, estructura de sostén utilizamos power point con ilustraciones del esqueleto en distintos movimientos, una mano, una articulación, los huesos y músculos, sistema circulatorio, etc. Esto puso en evidencia la falta de relación con la realidad de lo que el grupo percibe, a cómo es en realidad el cuerpo humano.

b) Power point y láminas con elementos tomados de la Gestalt con el fin de experimentar la percepción de la figura y el fondo. Cada uno puede apreciarlo de diferente forma, y es a partir de esto que se intercambian concepciones, significaciones y las relacionan con la vivencia del cuerpo en el Taller y las sensaciones que ellas poseen.

c) También se utilizaron dibujos de Julián Beever (artista británico, contemporáneo que se dedica a dibujar con tiza) en donde simplemente cada una por iniciativa propia fue dando su opinión y además se interesaron por acceder al material. (Estos dibujos en tiza sobre la vereda, muestran tridimensionalidad y sin embrago es una ilusión óptica que depende del lugar desde donde se observa).

d) Power point creado específicamente para el grupo Psico-educativo; se plantearon elementos sociales, culturales, históricos, de la globalización en relación con el lugar del cuerpo, intentando abrir el debate y/o la reflexión sobre los valores imperantes en nuestro contexto, la elección, imposición de los mismos y su relación con lo que ellas viven.

e) Una canción puede servir de disparador, para descubrir un paralelo entre el trabajo del taller y las creencias erróneas que comparte el grupo.

Al liberar las tensiones físicas (tónico-emocionales), ceden los componentes emocionales que desdibujan las sensaciones. El objetivo fue, pues, abrir un camino de movimiento y expresión, para que mejoren los sentimientos hacia el cuerpo, optimicen la relación con el otro, el medio y el mundo externo. Esto se realizó a través del trabajo con contrastes, conciencia y presencia de apoyos del cuerpo, desequilibrios gravitatorios existentes en el cuerpo y liberación de tensiones, regulación del tono muscular, a través del trabajo corporal.

EJES DE TRABAJO

Durante las observaciones se trabajaron los siguientes ejes, algunos de los cuales, de diferentes formas, ya se abordaron con anterioridad.

1) Estructura, postura. Integración estructural.
2) Respiración-diafragma-emoción.
3) Esquema corporal: segmentos corporales (cabeza, cuello, tronco, miembros superiores, miembros inferiores); simetría de hemi-cuerpos.
4) Estructura de sostén, sistema ósteo-mio-articular.
   • cráneo y maxilares;
   • columna;
   • cintura escapular;
   • cintura pélvica.
5) Conexión pelviana y parte inferior del cuerpo, columna lumbar.
6) Hombros, omóplatos y columna dorsal y cervical.
7) Cabeza y rostro. Integración estructural.
8) Integración del cuerpo como un todo.
9) Estructuración espacio-temporal.
10) Autoevaluación de cada integrante del grupo de la propia integración y vivencia corporal como un todo (integración estructural) y del proceso realizado en el Taller.

2.5. Técnicas proyectivas. Diseño y modificación del instrumento

ANÁLISIS DEL DIBUJO ANTES Y DESPUÉS DEL TRABAJO DE SENSO-PERCEPCIÓN
Y COLLAGE LIBRE

En este apartado se desarrollan fundamentos teóricos de técnicas proyectivas. Esto es a los fines de tomarlos como referencia para analizar protocolos y actividades que se realizaron en el taller corporal de psicomotricidad, que no fue un contexto de evaluación de test proyectivos. Los fundamentos teóricos de análisis de los mismos se hacen extensivos a otras actividades grafoplásticas.

Históricamente hasta los pueblos primitivos transmitieron sus vivencias, experiencias, sus vidas a través del dibujo, plasmado en el arte rupestre. Sin lugar a dudas, este tipo de expresión implica no sólo una mera reproducción de la realidad, sino que por el contrario, además del dibujo, hay un mundo de subjetividad en los mismos.

No existen investigaciones validadas donde se hayan analizado un collage con tema libre, o dibujos antes y después de realizar una actividad corporal. Por lo tanto, de los aportes teóricos realizados por Emanuel Hammer, Sidney Levy y Karen Machover se tomaron indicadores para analizar los dibujos.

El análisis de los dibujos es una fuente económica y potencialmente fructífera de información sobre la personalidad. En el presente trabajo no se analizan la personalidad en sí, pero sí se buscan indicadores de cambios en relación a la vivencia del cuerpo antes y después del trabajo corporal senso-perceptivo. Se parte del supuesto que el dibujo está determinado, es decir que las conductas nucleares pueden considerarse en tal sentido determinadas, sin excluir la posibilidad de factores accidentales.

Durante la evolución, el dibujo surge de la necesidad en la infancia, como así también en la vida adulta, de recrear objetos internos y del mundo interno. La producción gráfica revela la conflictiva que se establece con relación al manejo del espacio, a las funciones y al interior del cuerpo propio, como así también las ansiedades y fantasías dominantes respecto al cuerpo de otras personas, construidas a partir de las primitivas relaciones de objetos.

Toda producción proyectiva es una creación única que manifiesta las posibilidades de recreación simbólica del yo y de sus objetos. Usar la hoja en blanco como "fondo" para estructurar objetos "recortados" con variadas cualidades que representan objetos reales completos, indica logros en la diferenciación e integración de la personalidad.

La posibilidad de mantener la Gestalt, con la integración de las partes en un todo, se relaciona con una buena discriminación del mundo interno-mundo externo y de diferenciación de distintos aspectos de la personalidad. El integrar las partes en una Gestalt nos advierte sobre el estado de la percepción y juicio de realidad, como también de la posibilidad de integrar pensamiento, sentimiento y acción.

La posibilidad de proveer diferentes representaciones humanas de rasgos diferenciales ya sea psicológicos y sexuales, la presencia de plasticidad, de movimiento expansivo armónico, nos habla de indicadores de mecanismos de control y represión sanos o patológicos. El mecanismo de represión supone un grado de buena organización de la personalidad y por lo tanto del esquema personal.

Emanuel Hammer (2016) señala que la expresión psicomotora es más elocuente que las palabras. Por ello la actitud del individuo frente a un test es muy reveladora, y puede mostrar características de su personalidad. Por ejemplo, cuando se dibujan figuras con palotes, si bien constituye un índice de acatamiento de la consigna, implicaría evasividad y/o negativismo encubiertos. El Monigote podría ser informativo de conducta defensiva, basada en dejar de lado (disociar) toda participación emocional.

Es necesario considerar la estructura y el contenido de los dibujos. La fase estructural o expresiva del dibujo abarca el tamaño de éste, la presión y la calidad de la línea, el emplazamiento en la hoja de papel, la exactitud, grado y áreas de completamiento y detalles, la simetría, perspectiva y proporciones, sombreado, reforzamiento y el borrado.

Los componentes del contenido en el dibujo proyectivo de la figura humana, según Sidney Levy (1997), están constituidos por la conducta del que dibuja, secuencia en el dibujo, tamaño, movimiento, distorsiones y omisiones, las partes del cuerpo; y en relación a la grafología, la presión del trazo (relacionado con nivel energético), la dirección (vertical u horizontal), la continuidad, la angularidad y el ritmo.

Sidney Levy afirma que:

...todo dibujo, síntoma, fantasía o acto, tiene una historia de la cual surgieron. Esa historia es un campo de vectores organizado y dinámico. En cada caso el dibujo o símbolo es el producto de un campo único. En otra situación el mismo dibujo o símbolo puede ser resultado de un campo diferente. El campo que produce un dibujo o símbolo está estratificado, es multidimensional. El dibujo es económico y está sobre determinado... (1997: 66)

Hammer (2016) afirma que el interés en los dibujos del HTP (casa, árbol y dibujo de la persona) consiste en la posibilidad de observar la proyección de la imagen que tiene el examinado de sí mismo y de su ambiente, qué cosas considera importantes y cuáles desecha. En este caso, son elementos de gran potencia simbólica, saturadas de experiencias emocionales e ideacionales ligadas al desarrollo de la personalidad, que se proyectan inconscientemente al dibujar.

El dibujo de la persona puede motivar tres tipos de temas: el autorretrato (refleja lo que el sujeto siente ser), el ideal del yo, en lugar de lo que el sujeto siente que es, y la representación de personas significativas para el sujeto. El dibujo de la persona refleja defectos y cualidades físicas. Además de la imagen del yo corporal se proyecta una imagen del yo psicológico.

Según Paul Schilder (1983), el dibujo del árbol y la persona capta ese núcleo de la personalidad denominado "imagen corporal" y concepto de sí mismo. Es posible obtener un retrato de los conflictos y defensas del examinado, tal como están jerarquizados en la estructura de su personalidad.

El dibujo de la figura humana tiene riqueza por su significación de contenido y por la significación estructural y su interacción estrecha entre ambas.

Miguel Ángel Mirotti refiere:

> El significado de las diferentes partes del cuerpo se interpreta a partir de su sentido funcional obvio sin recurrir a simbolismos a veces dudosos; el valor afectivo del cuerpo y sus partes se relaciona con sus vicisitudes... El cuerpo es percibido a la vez que perceptor activo de sí mismo, de modo que la repercusión afectiva de la actividad cognoscitiva es mayor que en las percepciones del mundo exterior; el desarrollo del cuerpo va acompañado al del yo individual, así, podemos hablar de un yo corporal... (2007: 87)

El hombre es en un cuerpo y por ello a través de él expresa su interioridad; es quien carga la existencia, y a la vez, es medio de comunicación.

El esquema corporal implica el conocimiento del cuerpo y de sus partes, pertenece al orden de lo cognitivo y está enlazado con la imagen corporal. La imagen corporal es la representación inconsciente del cuerpo.

Como el nombre lo indica, la somatognosia (somato cuerpo-gnosia conocimiento) resulta de la experiencia vivida con el propio cuerpo, no es acabada ni cerrada, por el contrario, toda experiencia puede modificarla y culmina con la conciencia de sí mismo, "que es la conciencia del ser total como persona individual" (Mirotti, 2007: 90).

Diversos autores parten del supuesto que toda persona dibuja lo que sabe, lo que siente y cómo lo siente; es decir expresa en su cuerpo su historia, sus experiencias, su estado anímico y las vivencias de cada zona erógena del cuerpo relacionada con impulsos específicos.

El cuerpo es un medio de expresión psicomotriz y es el dibujo, una vía interesante para comprender la realidad psíquica, el valor que el sujeto da a cada parte funcional del cuerpo y de las marcas sociales-culturales plasmados en él.

Conforme a lo expresado, al observar un dibujo analizamos su aspecto: armónico, o grotesco; desorganizado o integrado; paralizado o con movimiento. Siendo estos, indicadores de grados de integración de la personalidad.

La utilización del espacio en blanco, es decir la ubicación espacial del dibujo, evidencia la ubicación del yo respecto al mundo externo. El emplazamiento en el centro de la hoja indica alta seguridad. Más a la izquierda impulsividad, búsqueda de satisfacción inmediata de impulsos y necesidades emocionales, también extroversión (Hammer, 2016: 148).

Cuando el sujeto utiliza la parte de arriba de la hoja, simbólicamente refiere al mundo de las ideas, idealismo, fantasía, lo bueno, lo positivo. Fugarse del ambiente hacia lo alto, en el estado de ánimo o en los valores. Buscar satisfacciones en la fantasía. Personas que están en el aire y buscan mantenerse distantes. En tanto la zona superior e izquierda de la hoja representa una zona de la pasividad. Mientras que aquellas que dibujan arriba a la derecha: representa la zona de contienda con la vida.

El dibujo por debajo de línea media horizontal muestra inseguridad, desadaptación, depresión, ligado a la realidad, orientada a lo concreto; figuras que se unen al final de la hoja revelan necesidad de sostén, temor a la acción, personalidad dependiente y falta de seguridad. El abajo simboliza lo malo, lo negativo, la tierra, lo concreto. Es típico de dibujos depresivos. Posiblemente por su astenia no realizan movimientos con amplitud, como para alcanzar partes más alejadas de la hoja, o del propio cuerpo.

Quienes emplazan su producción en la parte izquierda de la hoja indicarían excesivo retraimiento, y simbólicamente representa lo inconsciente, lo materno, o conductas impulsivas. En tanto a la utilización de la hoja en la parte derecha, simbolizaría control intelectual, introversión, negativismo y conductas antisociales (esto podría reconsiderarse en las personas zurdas).

El tamaño presenta rasgos de la autoestima de la persona productora del dibujo, de su auto-expansividad característica o bien de sus fantasías de omnipotencia (Hammer, 2016: 53). El trazo, en tanto la presión sobre la superficie gráfica, es indicador del nivel energético del individuo. Como así su forma, la presencia de trazos largos, rectos, entrecortados, reforzados, finos, esbozados, son signos todos de la personalidad de la persona.

El detallismo excesivo puede ser indicador de conductas obsesivas. En cuanto al trazo es posible ver la diferenciación y conexión mundo interno-mundo externo a través de los límites del gráfico y del tipo de tratamiento de los órganos de recepción y zonas de contacto con el mundo externo. Se observa en la exactitud, en el grado de completamiento y detalles, en la distorsión y omisiones.

La expresividad psicomotora es observable a través de la conducta ante la prueba del examinado. Así como el énfasis expresivo de los dibujos, transmite matices de significado.

TRABAJOS DESARROLLADOS CON DIBUJOS:

1. ANTES Y DESPUÉS

Consigna: hacer un registro corporal en una posición cómoda. Dibujar cómo sienten el cuerpo en esa posición y dibujar cómo sienten el cuerpo después del trabajo corporal.

PACIENTE N° 5

Antes:

Los dibujos de C, en relación al trabajo corporal, siempre son pequeños. Utiliza el margen superior izquierdo y eventualmente dibuja en el centro de la hoja. Esto nos habla de su tendencia a resolver sus conflictos en la fantasía como así también de una búsqueda de satisfacción inmediata de impulsos y necesidades emocionales, personalidad regresiva, infantil, baja tolerancia a la frustración.

El trazo es cortado y discontinuo. Muchas partes del cuerpo están sugeridas pero no tienen un contorno definido y nítido.

Hay asimetría sobre su hemi-cuerpo izquierdo (lado derecho del dibujo), que es mayor que el derecho. El cuello está fuera de la línea media a predominio hemi-cuerpo izquierdo. Omite su pie izquierdo. Los rasgos de los hombros, forma corporal y vestimenta son masculinos. El hemi-cuerpo izquierdo se relaciona con lo femenino, el adentro (lo interno), el trato con mujeres, el trato con la madre o con lo materno interno; el recibir, la quietud.

La zona de la cintura y cadera de su lado izquierdo del cuerpo están remarcados, al igual que su pierna y pie derecho, indicando conflicto con esa parte del cuerpo. El rostro está difuso y desdibujado, si bien la boca tiene una mueca tipo sonrisa, no condice con la expresión de los ojos hacia abajo. La cabeza y rostro representan el concepto del yo, en este caso el trazo no está delimitado y es entrecortado, señalando inseguridad, dependencia del afuera. La ausencia de mentón indicaría falta de fortaleza. Los órganos de sentidos tienen relación con el mundo externo: en este caso tiene cerrados los ojos, la boca cerrada representa que nada sale de su mundo interno, casi todos los órganos de los sentidos, indican aislamiento. Los brazos y manos, que se relacionan con la comunicación y relación con el mundo externo, también sugieren aislamiento. Ambos brazos caídos a la par del cuerpo indican sentimientos pasivos, o defensivos.

El cuello representa el vínculo entre el control intelectual y los impulsos del ello. En este caso su cuello, en su hemi-cuerpo derecho, está anulado por su hombro derecho, que se inserta a la altura de la cara, del mentón; y su lado izquierdo del cuello es muy breve; esto sugiere dificultades para controlar impulsos instintivos, dificultades para tragar y perturbaciones digestivas (todas ellas las padece).

Las líneas del trazo cortas y suaves señalan un nivel energético más bajo por razones físicas o psíquicas. En tanto que la presión fluctuante nos habla de una personalidad ciclotímica e inestable. También los trazos muy cortos y abocetados revelan ansiedad e inseguridad, en tanto que el trazo constreñido refleja a una persona tensa, apartada y coartada. El sombreado indica ansiedad o conflictos con las partes del cuerpo reforzadas.

El aspecto general, poco integrado y sin movimiento, es un indicador del grado de integración de su personalidad. Es una paciente con pocas

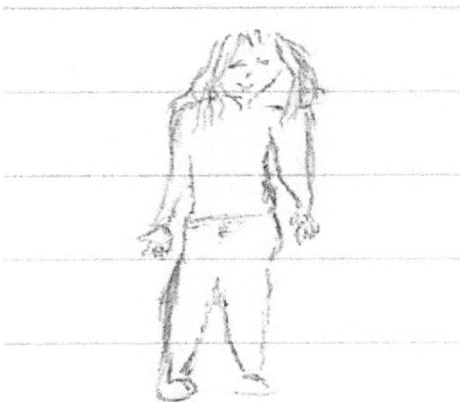

posibilidades de registrar, hablar o relacionarse con su cuerpo si no es desde aspectos negativos. En general le cuesta tener registro de su cuerpo, lo cual de alguna manera impresiona en el aspecto general de su dibujo.

Después:

Vemos que después del trabajo sensoperceptivo, los límites del tronco están más definidos, aunque más remarcados. Se observan conflictos nuevamente con su miembro superior (MS) izquierdo, que tiene varios intentos de definir, quedando confuso y con sombreado. Ambas manos desaparecen en este dibujo, aparece el pie izquierdo y su pierna izquierda sigue siendo más ancha que la pierna derecha. La cintura está más afinada y los hombros más redondeados revelando formas femeninas y más cercanas a su cuerpo. El rostro de su lado izquierdo está abierto, quedando como límite el cabello con una marcada asimetría. La expresión del rostro es relajada y sonriente. Ella misma dice sentirse "más relajada, más contenta, más despeinada". Este dibujo impresiona más delineado, delimitado en relación a los límites corporales. Hay menos estaticismo en este dibujo que en el anterior: las piernas están separadas y el trazo genera sensación de movimiento.

En relación al rostro, tanto los ojos como la boca están abiertos, lo cual simboliza que después del trabajo corporal la paciente está más receptiva, más conectada con el mundo externo, ya que pudo, a través de habitar su cuerpo, estar disponible para el afuera y para comunicar su mundo interno. Al punto que ella misma expresa sentirse relajada, contenta. Por primera vez puede conectarse con su cuerpo y hablar –en este caso escribir– sobre "lo que siente".

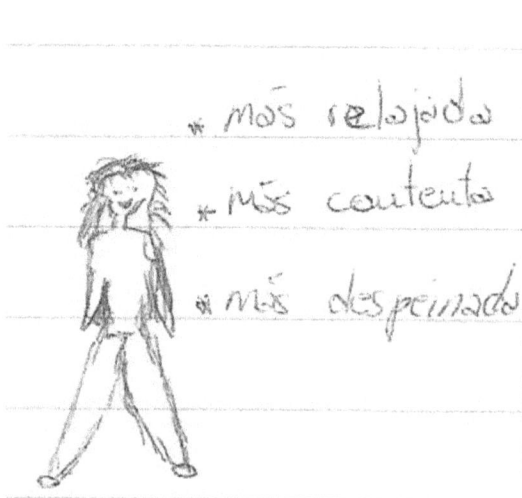

PACIENTE N° 5	ANTES	DESPUÉS
Tamaño	Pequeño. Del lado izquierdo de la hoja.	Más pequeño.
Trazo	Cortado, abocetados, suaves con presión fluctuante.	Más marcado, delimitado.
Omisiones	Omite su pie izquierdo y cuello.	Ambas manos y parte izquierda de su rostro.
Rasgos faciales	Mueca con la boca, ¿sonrisa? Los ojos cerrados hacia abajo.	El rostro manifiesta alegría, menos tensión. Ojos y boca abierta.
Reforzamiento	Trazo remarcado en su hemi-cuerpo derecho.	Tronco más definido. Se observan conflictos con su MS izquierdo varios intentos de definir, quedando con sombreado.
Detalles	Ausencia de detalles esperados.	Sin cambios.
Postura	Estática, tensa.	Más estático.

PACIENTE N° 8

Antes:

Consideramos que este tipo de figuras es un modo de evadir, de no mostrar cómo se siente, cómo se ve, la representación que posee de sí la persona que lo realiza. O bien podríamos considerarla como un modo de mostrar la extrema delgadez que la paciente manifiesta (ahora bien, ¿tiene ella conciencia de dicha contextura?).

A su vez, al observar la misma podríamos decir que en ella encontramos rasgos contradictorios. Por un lado se evidencia cierta rigidez de la figura, formada por bloque, donde cada parte carece de una forma objetiva real, está formada toda por palotes.

Pero si observamos el rostro del dibujo, diríamos que es una figura alegre, contenta, con una sonrisa grande (¿hasta qué punto dicha boca está expresando alegría, o es una sonrisa evasiva para escapar de la mirada, de valoración, apreciación del otro).

También la boca, su tamaño, su trazo nos podría hablar de la compulsión que tiene por la comida, intentando tenerla cerrada de la manera que sea para evitar el engorde, objetivo primordial de toda persona con TCA.

Algo que llama la atención es la forma de los ojos: son dos cruces. Podría considerarse que los mismos están tachados, suprimidos, anulados, ¿para no ver la realidad, no verse? A su vez, se podría considerar que los ojos son un elemento de contacto con el entorno, y en este caso manifestarían estar bloqueados y como consecuencia se cercaría el vínculo con el afuera, con los otros.

Con respecto al trazo, vemos que el mismo es largo, contante, firme buscando la persona, a lo mejor, a través de éste un mayor control de la situación, intentando así callar sus impulsos, miedos, angustias.

Algo que llama la atención del trazo es que en diferentes partes de la figura varía su presión. En ocasiones se torna suave, liviano, como es el caso puntual de la zona del tronco, zona que más preocupa, enfada, enoja a las personas con TCA y sobre la cual recae la mayor preocupación. Mientras que en otras se vuelve tenso, fuerte, espástico como es en los ojos, lo que mostraría el peso que tiene para esta persona la mirada y la angustia que esta genera, por eso mejor tacharla, invalidarla. También este es realizado en la zona de los pies, espacio de sostén, soporte, sustento.

Con respecto al tamaño de la figura en relación al espacio gráfico ésta es pequeña. Este tamaño se correlacionaría con esta tendencia de dibujar en uni-dimensionalidad, solo con palotes, lo que aseveraría esta tendencia de evadir, eludir, escapar, ocultarse, negarse.

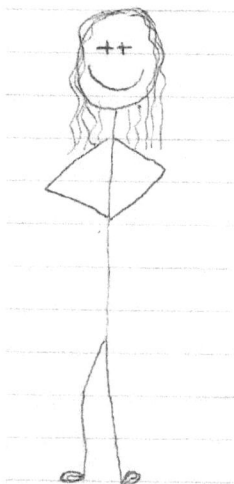

Después:

Esta segunda imagen mostraría un intento de apertura, no tanta estaticidad, firmeza. No obstante no se puede dejar de mencionar que continua siendo con palotes, lo que manifestaría que aún luego del trabajo corporal la paciente no siente la confianza para representar lo que vivió, sintió, percibió. Es decir, la conducta evasiva aún está presente. A pesar de lo antes mencionado, este segundo dibujo impresiona mayor liberación, un intento por relajar.

Otro aspecto importante que se modificó en este segundo intento fue la Gestalt de los ojos, que perdieron parte de aquella presión que manifestaban en el primer dibujo. Si bien aún no están abiertos, al menos no están tachados, anulados, como antes. A lo mejor es un paso previo al poder ser abiertos para poder conectarse, relacionarse, vincularse con los otros y consigo misma; disminuyendo así la presión, angustia, ansiedad que generaría la mirada de los otros e incluso la propia.

La forma de la boca también evidencia cambios pequeños. Aún es grande, realizada con un trazo largo y sostenido. Pero éste no evidenciaría tanta tensión, incluso pasaría más desapercibida que antes. Esto ocurrió también en los pies, siendo liberados de la presión. A lo mejor la vivencia corporal le permitió a la persona canalizar la tensión, vivenciarlas, afrontarlas y no esconderlas depositándolas en partes determinadas del cuerpo, como podían ser los pies.

Algo que llamaría la atención en esta segunda figura es la omisión de partes del cuerpo, como por ejemplo las manos, medio de contacto, de exploración y manipulación del entorno, así como las orejas, medio de comunicación y escucha para con el entorno. Es decir, esta persona, evidenciando la ausencia de estas partes, nos podría estar mostrando las dificultades que posee para relacionarse, vincularse, contactarse, acercarse a los otros y al medio.

Con respecto al trazo, se tornó más uniforme y constante en toda la figura, sin resaltar partes determinadas de la misma. El tamaño de la figura tampoco difiere de la primera, por lo que se podrían corroborar las hipótesis antes planteadas.

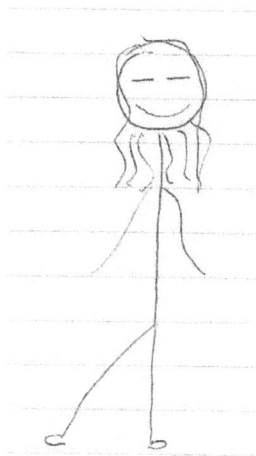

PACIENTE N° 8	ANTES	DESPUÉS
Tamaño	Pequeño. Dibujo realizado solo con palotes.	Sin cambio.
Trazo	Largo, constante, firme. Varía la presión según las zonas. Suave en zona de tronco.	Sin cambio.
Omisiones	Omite las manos y las orejas.	Sin cambio.
Rasgos faciales	"Sonrisa" con boca grande. Los ojos son dos cruces.	La sonrisa de la cara manifiesta menos tensión.
Reforzamiento	El trazo se vuelve fuerte, tenso en los ojos y en la zona de los pies.	Disminuye la presión del trazo de los ojos y los pies.
Detalles	Ausencia de detalles esperados.	Sin cambios.
Postura	Firme, rígida, tensa. Simetría.	Menos estaticidad y firmeza. Asimetría. Cambio de apoyo del cuerpo.

PACIENTE N° 9

Antes:

El dibujo con palotes, refleja que, si bien acata la consigna, busca evadirla. Quizás el monto de angustia no le permita afrontar esa actividad. Una paciente dispuesta pero que hace lo que puede.

El trazo está muy remarcado en la cabeza, el cuello, tronco y MMSS. Estos últimos se encuentran cruzados con firmeza por encima del tronco. Omite las manos y los órganos de los sentidos que simbólicamente representa la comunicación con el mundo externo, el contacto y relación con el afuera. No dibuja la boca, lo que implica no poder expresar al mundo sus sentimientos. El emplazamiento de la hoja es en el margen superior izquierdo, lo cual sugiere impulsividad y búsqueda de satisfacción inmediata de impulsos y de sus necesidades emocionales, fuga a la fantasía; utiliza la hoja apaisada siguiendo con su dibujo la dirección paralela a los renglones.

El aspecto del dibujo impresiona paralizado, estaticismo, siendo indicador del grado de integración de la personalidad. La utilización de la parte de arriba de la hoja, simbólicamente refiere al mundo de las ideas, idealismo, fantasía, lo bueno, lo positivo. Fugarse del ambiente hacia lo alto, buscar satisfacciones en la fantasía. Personalidad que busca mantenerse distante, excesivo retraimiento, y simbólicamente representa lo inconsciente, lo materno, y conductas impulsivas.

Se observan mecanismos regresivos en el dibujo en el incremento y exacerbación progresivo de control obsesivo y reforzamiento del trazo, consiguiendo empobrecimiento del objeto logrado.

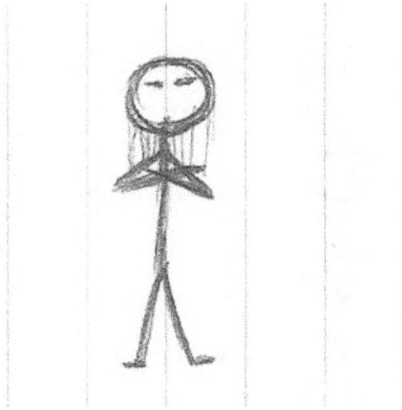

Después:

En este dibujo posterior al trabajo senso-perceptivo se sigue obser-vando el control obsesivo a través del trazo fuerte y marcado. No obstante, los MMSS cedieron en su actitud defensiva, mostrándose un poco más relajados, pero no del todo. El dibujo es levemente más grande que el primero.

En el rostro se observa más distensión, los órganos de los sentidos, en contacto con el mundo externo: ojos abiertos, simbolizan el darse cuenta, y la boca sonriente, muestra una leve flexibilidad expresiva. En este segundo dibujo aparecen las manos omitidas, lo cual habla de la pobre posibilidad de establecer alguna comunicación con el mundo externo.

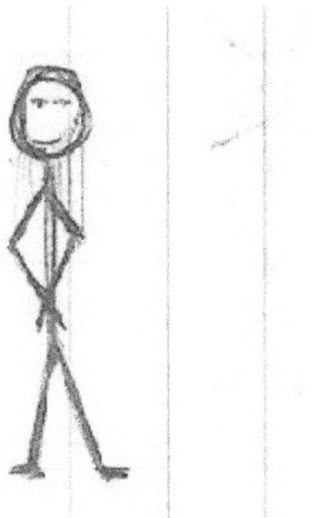

PACIENTE N° 9	ANTES	DESPUÉS
Tamaño	Pequeño. Del lado izquierdo de la hoja.	Más grande en margen superior de la hoja.
Trazo	Fuerte, marcado, apretado.	Sin cambios en la presión del trazo, pero sí mejor distribuida la tensión en todo el dibujo.
Omisiones	Dibujo con palotes. Omite manos.	Ambas manos y parte izquierda de su rostro.
Rasgos faciales	Sólo ojos, rostro cerrado, inexpresivo.	El rostro manifiesta menos tensión. Ojos abiertos, aparece boca, sonrisa.
Reforzamiento	Trazo apretado, marcado fuerte, más remarcado en cabeza, cuello, MMSS.	Trazo apretado, marcado fuerte, pero la tensión más distribuida y uniforme en todo el dibujo.
Detalles	Ausencia de detalles esperados.	Sin cambios.
Postura	Estática, tensa.	Menos estático. Cambian posición MMSS, menor resistencia.

PACIENTE N° 11

Antes:

El dibujo muestra un trazo fluctuante, suave, abocetado, mientras que el rostro, el cuello y hombros están más definido y otras partes del cuerpo no tienen un trazo definido, y utiliza el sombreado. Esto sugiere que hay conflictivas con partes del cuerpo, y que las distintas partes del cuerpo no tienen el mismo valor. No obstante el dibujo se muestra integrado y con movimiento, siendo éstos indicadores de grados de integración de la personalidad.

La actitud corporal oscila entre defensa y abatimiento. El dibujo impresiona apesadumbrado, triste, abatido, tiene las rodillas semi-flexionadas, las manos cerradas en puño, una cruzada por sobre el estómago y la otra cae al lado del cuerpo. Está orientado hacia la izquierda, revelando un rasgo regresivo, sin posibilidad de asumir el presente o mirar hacia el futuro. No llega a estar de perfil, lo cual indicaría evasividad. El todo indicaría una actitud algo más infantil que evasiva. La utilización del espacio en el margen superior izquierdo, sugiere impulsividad, búsqueda de satisfacción inmediata de impulsos y necesidades emocionales. La parte de arriba de la hoja, simbólicamente refiere a buscar satisfacciones en la fantasía, también al idealismo y la fantasía. Corresponde a personas que buscan mantenerse distantes. En tanto la zona superior e izquierda de la hoja representa la pasividad. El emplazar su producción en la parte izquierda de la hoja, indicaría excesivo retraimiento, y simbólicamente representa lo inconsciente, lo materno, o conductas impulsivas.

El aspecto general del dibujo pareciera el de un varón. No obstante tiene una flor en la cabeza símbolo de femineidad. En general la actitud corporal de esta paciente es algo masculina, pero desde el lenguaje verbal es ambigua. Es deportista. En el rostro vemos el ceño fruncido mientras que la expresión es más femenina que la del cuerpo y acompaña la actitud apesadumbrada del cuerpo.

El pie derecho está duplicado; contrarrestando, la pierna izquierda no está claramente definida en el límite corporal externo. Esto nos indicaría mecanismos regresivos en el dibujo. (A través de elementos de un mismo gráfico: presencia de zonas destruidas, cayéndose, dirección del movimiento de las figuras, hacia la izquierda o hacia abajo, en pendiente).

En cuanto al trazo, es posible ver cierta indiferenciación y conexión mundo interno-mundo externo, a través de los límites del gráfico y del tipo de tratamiento de los órganos de recepción y zonas de contacto con el mundo externo (manos escondidas, puños cerrados, boca cerrada). Se observa también en la exactitud, en el grado de completamiento y detalles, en la distorsión y omisiones. Por el trazo con presión fluctuante, denota una personalidad ciclotímica, inestabilidad. Los trazos muy cortos y abocetados revelan ansiedad e inseguridad. El sombreado indica ansiedad.

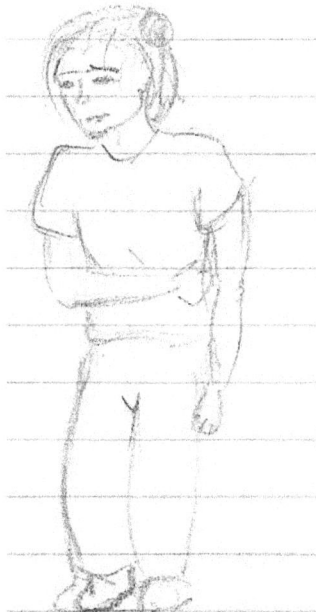

Después:

Vemos en el dibujo posterior a la actividad corporal, que tiene actitud más erguida, completamente de frente, con el rostro inclinado a un tres cuarto de perfil. El dibujo es levemente más pequeño y sigue estando a la izquierda de la hoja, aunque en el margen superior derecho encontramos las iniciales de su nombre. Sigue emplazado en la parte superior del espacio, lo que indica que busca satisfacción en el mundo de las ideas, en la fantasía y que busca poner distancia del otro. Este dibujo también está integrado y con mayor movimiento: está dando un paso hacia el frente. Su lado izquierdo más definido, que representa su relación con lo femenino, se relaciona con el trato con las mujeres, con la madre o con lo materno interno, con el recibir, la quietud, la intuición, la emoción, el arte, la creación. Esta paciente estudia televisión, animación de dibujos y le agrada la fotografía.

No dibuja la boca, lo que implicaría dificultad para expresar el mundo de sus sentimientos. Los órganos de los sentidos cerrados, manos en bolsillos, lo cual nos sugiere la imposibilidad de conectar su mundo interno con el mundo externo. Es una paciente retraída, introvertida y reservada.

En relación al trazo se acentuó el sombreado, y las partes del cuerpo más desdibujadas, pero persiste la conflictiva con mismas partes corporales, coincidiendo con el dibujo anterior (cara, hombros, pies y cuello definidos; piernas, brazos y manos desdibujadas, sin límites). El cuello que representa "el control" está muy presente. Estas zonas corporales, así como los órganos de los sentidos, siguen mostrando la introversión de la paciente y las dificultades de expresar sus emociones, su mundo

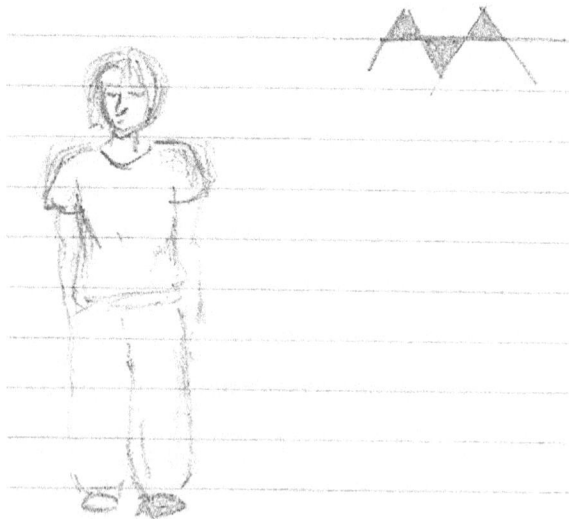

interno. El aspecto masculino se acentuó en este dibujo, donde ya no se observan rasgos femeninos.

Después del trabajo corporal se observa que la conexión con su cuerpo le ha dado una mayor aproximación de su imagen a la realidad, pero también queda expuesta su introversión, dificultades de comunicar mundo interno-mundo externo. En este punto del tratamiento, la paciente llegó a un importante grado de aislamiento en lo social a través de su TCA.

PACIENTE N° 11	ANTES	DESPUÉS
Tamaño	Mayor y del lado izquierdo de la hoja.	Más pequeño en el mismo espacio, pero ocupa todo el arriba.
Trazo	Lábil abocetado.	Más acentuadas, las mismas partes sombreadas, y más desdibujadas las de menor presión del trazo.
Omisiones	Omite manos	Ambas manos.
Rasgos faciales	Ojos, boca, nariz, rostro apesadumbrado.	Ojos y boca cerrados.
Reforzamiento	Más remarcado en hombros, pies.	Más marcados en las mismas partes.
Detalles	Ausencia de detalles esperados.	Sin cambios.
Postura	En movimiento, cayendo.	Movimiento, avanzando hacia adelante.

PACIENTE N° 12

Antes:

El aspecto del dibujo es grotesco, paralizado, sin movimiento; los límites corporales con trazos o muy marcados, o corregidos sobre las zonas conflictivas del cuerpo son indicadores de grados de integración de la personalidad. Se observa en la corrección de la zona de las piernas una actitud hipercrítica, posible inseguridad, lo que denota una conflictiva con esa parte del cuerpo. En general el aspecto es masculino excepto el detalle de las pestañas y la gargantilla, que dirige la atención a esas partes: resalta el cuello grueso, los ojos, la boca y el tamaño de hombros, miembros superiores y miembros inferiores. La pierna izquierda del dibujo la es única parte que muestra un trazo más lábil que el resto del cuerpo. Los aros enmarcan el rostro, posiblemente para llevar la atención o desviar la atención de otra parte corporal. El rostro muestra un tono anímico de tensión.

El cuello ancho y grande tiene relación con la necesidad de control, y simbólicamente se relaciona con la dificultad en el control de impulsos. También es indicador de agresividad y de trastornos digestivos. La gargantilla simboliza la necesidad de poner barreras, para conseguir el control de impulsos. Los ojos de asombro pueden sugerir rasgos paranoicos, los detalles de pestañas y gargantilla muestran una modalidad de defensas obsesivas. La boca simboliza dificultades para expresar y poner en palabras su sentir, su mundo interno y la comunicación con el mundo externo.

El cabello hirsuto indica desarreglo en el manejo de los impulsos. Los hombros masculinos y brazos fuertes revelan el intento de compensación por su sentimiento de debilidad y sugieren una imagen fálica de mujer, que representa una imagen materna fuerte y dominante, de la cual siente dependencia.

La ubicación espacial del dibujo a la izquierda de la hoja evidencia impulsividad, búsqueda de satisfacción inmediata de impulsos y necesidades emocionales. También indicaría excesivo retraimiento, y simbólicamente representa lo inconsciente, lo materno, o conductas impulsivas.

Es una paciente con BN, con dificultades en la relación con la figura materna hipercrítica y competitiva con su hija. Tiene un monto de ansiedad y de angustia importante, que canaliza con la comida; con el transcurso del tratamiento pudo reencausar sus sentimientos negativos por expresiones menos perjudiciales para su salud física y psíquica.

En este dibujo la paciente utilizó la hoja apaisada, empleando todo el espacio vertical para el dibujo de ella. No tiene línea de base. Se observan mecanismos regresivos en el dibujo, y el incremento y exacerbación progresiva de control obsesivo, reforzamiento, sobre-detallismo.

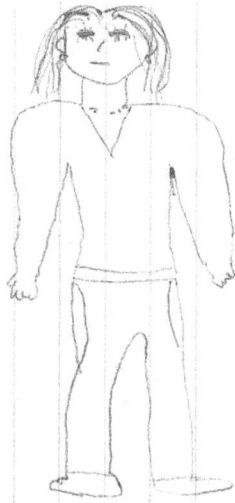

Después:

Esta producción posterior al trabajo corporal senso-perceptivo revela cambios importantes con respecto al primero, si bien mantiene características estables. Este segundo dibujo es de menor tamaño (en ancho y en largo) que el primero, y tiene mayor relación con la realidad corporal de la paciente. Eso indicaría que al trabajar con su propio cuerpo pudo relacionarse desde un lugar más positivo, y encontrar una vivencia de su corporeidad más acorde con la realidad. El rostro, como epifanía de lo psíquico, muestra distensión con relación a la primera producción.

Se observa simetría en el dibujo, a modo eje organizador de las percepciones del cuerpo. Los botones en la línea media indican preocupación por la organización corporal, necesidad de seguridad y apoyo, dependencia y seguridad. Con el aumento del detallismo se defiende del caos interno y externo creando un mundo estructurado y ordenado con rigidez. El detallismo y la simetría indican un especial cuidado por mantener el control, y su vigilancia constante. El correlato emocional es la sensación de rigidez. El cinturón y la hebilla que separan los miembros inferiores, cuya función es el sostén del cuerpo, simboliza dependencia del afuera, y la falta de seguridad, así como también sus reacciones y comportamientos infantiles.

El aspecto del dibujo es más armónico e integrado que el primero. Si bien en este dibujo aparece la femineidad, tanto en los detalles del dibujo como en la aparición de los senos. Éstos simbolizan la función nutricia. Mantiene los hombros masculino, posiblemente debido a una distorsión importante en su imagen corporal como también simbolizan, como ya se

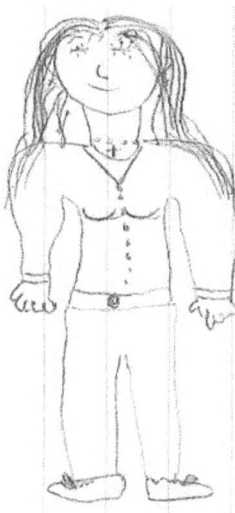

expresó, una imagen de mujer fálica, muy fuerte, posiblemente la figura materna. En relación a la utilización de la hoja, tampoco se observan cambios radicales.

Siguen apareciendo rasgos de conductas obsesivas. En cuanto al trazo, es posible ver relativa estabilidad, excepto en la pierna izquierda del dibujo, coincidiendo con que el zapato izquierdo es más pequeño que el derecho, y que la mano izquierda es la única que tiene seis dedos. El tipo de tratamiento de los órganos de recepción y zonas de contacto con el mundo externo muestran ambivalencia: sonrisa con la boca, pero ambos ojos cerrados con las pestañas enmarcando y acentuando el no poder ver.

El rosario, la cruz, la cadena y el escote en v marcado, siguen mostrando una lucha interna e intento de controlar sus impulsos.

PACIENTE N° 12	ANTES	DESPUÉS
Tamaño	Mayor y del lado izquierdo de la hoja.	Más pequeño en mismo espacio.
Trazo	Sombreado, remarcado y lábil en la pierna izquierda.	Más acentuadas, y más desdibujadas las mismas partes sombreadas.
Omisiones	Mano izquierda desdibujada, sin llegar a la omisión.	Más rico en detalles en general.
Rasgos faciales	Ojos, boca, nariz, rostro tenso, apesadumbrado.	Ojos y boca cerrados.
Reforzamiento	Más remarcado en hombros, y piernas con correcciones.	Más marcados en las mismas partes, sólo de menor tamaño.
Detalles	Ausencia de detalles esperados, y presencia de otros.	Aumento de detallismo.
Postura	Paralizada.	Sin cambio.

PACIENTE N° 14

Antes:

Al observar la figura da la impresión de estaticidad, quietud, cierta calma encubierta de rigidez, tensión, presencia representada por una postura firme pero que a la vez requiere de cierto ocultamiento. No obstante, si observamos el trazo que realizó dicho dibujo podemos decir que es débil, dubitativo, vacilante, dando la impresión de temeroso, peligroso, alarmante, pero que a la vez es remarcado, recalcado, resaltando zonas sobre las cuales podrían caer las tensiones emocionales (miedo, angustia, ansiedad, vergüenza), físicas, sociales, de la persona productora de dicha imagen.

A su vez, se aprecia cierta omisión de partes corporales fundamentales y obvias en la producción de los dibujos de las personas. En esta representación en particular es el caso de las manos, y si analizamos dicha omisión podríamos pensar en cierta dificultad que poseería la persona para entablar contacto, relación, vínculo con el medio, con el contexto social en el que está inmerso. Lo cual se corroboraría con esta postura que antes mencionábamos, firme pero con cierta ocultación, "no me vean".

La omisión de partes del cuerpo, podría relacionarse también con la ansiedad, angustia que generaría representar la imagen que cada uno tiene de sí, por más inconsciente que ésta sea, emociones que se evadirían con la ejecución de la tarea con rapidez, sin tantos detalles, en un tiempo breve, para así no darse lugar al surgimiento y a tener que afrontar dichos sentimientos.

Esto se observaría también, en el dibujo del rostro, carente de expresión, con caracteres (ojos, nariz y boca) representados en un tamaño pequeño, intentando a lo mejor ser no percibido, registrado, siendo un posible mecanismo a su vez de ocultación. Otro aspecto que nos podría llamar la atención es el pequeño, corto, casi insignificante trazo que demarca la "boca" de la figura. Zona por ahí que las personas que presentan TCA tratan de evitar, anular, "cerrar".

A la vez, si uno piensa en el significado de la boca, podríamos decir que guarda relación con la alimentación y con la comunicación, el lenguaje. Al ser el dibujo de la boca tan insignificante, podríamos pensar en la dificultades de la persona para comunicar, decir o para pedir ayuda a tiempo.

Otro aspecto que podríamos analizar es el tamaño del dibujo, considerando el espacio total de la hoja ofrecida como marco. El mismo

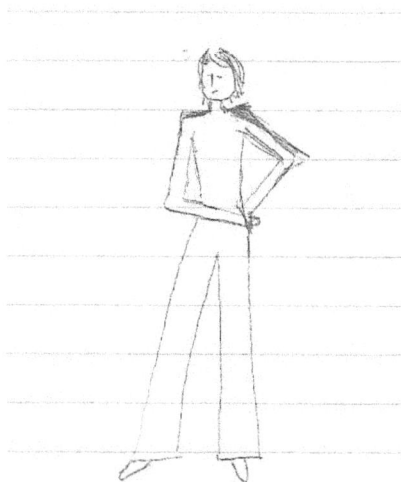

ocupa una reducida porción del espacio gráfico, podríamos decir que es de un tamaño pequeño, lo cual nos haría pensar en las dificultad que les generaría afrontarse con una realidad concreta, una representación tangible que ellas tratarían de evitar. Por lo que sería más fácil cumplir con la tarea solicitada, pero no reflejar todas sus sensaciones, percepciones, imágenes que de sí que poseen. Tal como antes mencionábamos, el no darse a ver ante los otros.

Podríamos interpretar también al tamaño pequeño de la figura es que el representarse "a sí mismo" generaría miedo, vergüenza, timidez, por eso "trato de hacerlo poco perceptivo".

Después:

En la representación realizada después del trabajo de vivencia corporal, el trazo se vuelve aun más inestable, dubitativo, vacilante, tornándose a modo de esbozo, lo cual continuaría expresando ansiedad, miedo, angustia, poca decisión para afrontar y defender la representación que ella internamente posee, para "salvaguardarla" ante la opinión de los otros (pares o terapeuta).

En este segundo intento, la paciente se da lugar a "mostrase" o mostrar más la imagen por ella creada. A lo mejor después de la vivencia, esto le permitió mirarse toda, sin ocultar u ocultarse.

No obstante, esta imagen da más sensación de angustia, de abatimiento; la misma paciente lo menciona y la ubica a dicha sensación en la cabeza, lo cual podría relacionarse con toda la movilización que le implicó vivenciar, experimentar una situación placentera pero a la vez fuerte, tensa, en la que afrontó, tomó conciencia de aspectos y partes del cuerpo, sentimientos, sensaciones, percepciones que muchas veces intentan callar, ocultar, esconder, disimular, encubrir, evitar, evadir, rehuir.

Siguiendo la tensión del trazo, su remarcación, y comparándola con la primera imagen, podríamos decir que en esta última la tensión está más repartida por el cuerpo en general, dándole la sensación de "liviandad" a la paciente.

Con respecto a los detalles del dibujo, si bien podríamos decir que están omitidas las mismas partes que en el primer dibujo, en éste la paciente se da la oportunidad de bosquejar las mismas (las manos), lo cual manifestaría la posibilidad que ella se estaría dando para vincularse con el ambiente. Incluso ella misma en las manos ubica la libertad, la liberación. Sus manos ya no ocultan lo que antes era temido mostrar, a lo mejor ahora son utilizadas para accionar, relacionarse, contactarse, manipular, explorar, conocerse a sí misma, a los otros y al medio en el cual está inserta.

Otro cambio que observamos es en el rostro de la figura. En este segundo intento pretende delinear una pequeña sonrisa, que a lo mejor no llega del todo a ser explícita por el miedo, angustia, temor que le puede llegar a causar a la persona estas nuevas sensaciones o bien la percepción que ella tuvo de éstas, pero podríamos tomarlo como un permitirse vivenciar y registrar dichas sensaciones.

No obstante, aún los ojos dan sensación de estar cerrados, lo cual podría deberse a sentimientos de culpa que podría generarle esta nueva vivencia que no puede o no quiere seguir evitando.

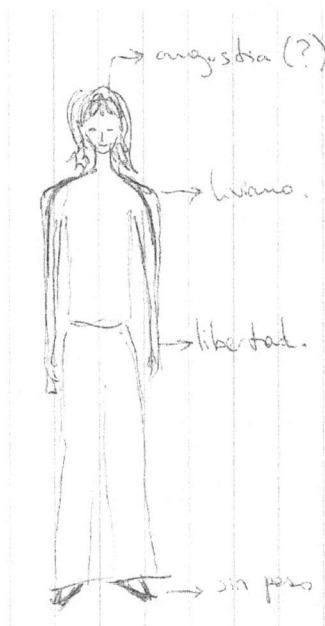

PACIENTE N° 14	ANTES	DESPUÉS
Tamaño	Pequeño reducido.	Sin cambio.
Trazo	Débil, dubitativo, vacilante. Entrecortado.	Sin mucho cambio, un poco más entrecortado.
Omisiones	Omite las manos.	Intento por bosquejar las manos.
Rasgos faciales	El dibujo carece de expresión. Los elementos del rostro son muy pequeños.	Pretende delinear una pequeña sonrisa.
Reforzamiento	El trazo se vuelve fuerte, tenso y reforzado en la zona de los hombros.	Disminuye la presión del trazo volviéndose más uniforme en toda la figura.
Detalles	Escases de detalles.	Sin cambios.
Postura	Firme, rígida, tensa, estática. Ocultando la cintura de la figura.	Desgano, abatida, pero sin ocultamiento.

PACIENTE Nº 15

Antes:

En este dibujo es como si pudiéramos percibir dos imágenes fusionadas, unidas. Por un lado se percibe una figura aniñada, infantil, inocente. Pero por otro lado percibimos un dibujo con ciertas características masculinas que nos podría hacer pensar en cierta fortaleza y presencia para afrontar las situaciones externas o internas que se movilizan con la realización de la consigna. Ahora bien, ¿cuál de estas dos sensaciones o actitudes prima en las personas que presentan TCA?

Esta imagen presenta detalles sobredimensionados, burdos, sobre todo en una parte determinada del cuerpo del dibujo: el torso, la cintura. Esto podría darnos a ver que es la parte del cuerpo que más afecta a la persona productora de la imagen, sobre la cual está centrada todas su atención, interés, pero que a su vez posee una sensación y una percepción errónea de ésta al compararla con su contextura física, ya que se trata de una persona pequeña, carente de todo posible exceso de grasa, "mofletes", "rollitos" en cualquier parte de su cuerpo.

Incluso la postura que muestra el dibujo (los brazos separados del cuerpo, con las palmas hacia afuera) da la sensación de estar mostrándose hacia los demás, siendo dicha representación la manera en que la paciente siente que los otros la ven o siendo esa la imagen que ella recibe del espejo imaginario, ficticio, propio de ella.

Otra parte bien delimitada del dibujo que llama la atención es el cuello, mostrándose rígido, largo, marcando una separación entre el cuerpo y la cabeza, separación o división que desearía poder tener, dominar o poseer la paciente, pero que es imposible disociar. O bien, al cuello podríamos considerarlo como una espacio de tránsito de la alimentación de la boca al estomago, espacio que ha de estar irritado en esta paciente, quien tiene tendencias compulsivas hacia el vómito, lo cual la llevaría a remarcarlo.

El pelo del dibujo también marca cierta tensión. Estos trazos continuos y circulares que lo determinan, dan la sensación de alocamiento, aturdimiento, confusión, desorden. Que a lo mejor es a lo que se enfrentó la paciente ante la consigna de trabajo: "qué muestro y qué no, qué me compromete ante la mirada del otro, qué me provoca dicha actividad…"

Otro aspecto que llama la atención es cómo la paciente resalta los pies, siendo estos posibles signos de sostén, punto de fijación o unión con la realidad. Al remarcarlos podría estar mostrándonos rasgos de presión, peso, cansancio, agobio.

Con respecto al trazo se muestra entrecortado, siendo líneas cortas, superpuestas y débiles, lo cual podría relacionarse con sensaciones de tensión, nerviosismo, generadas por la realización de la actividad.

El dibujarse a sí mismas (consigna de la actividad) podría dejarlas expuestas ante la mirada del otro, lo que les produciría sensación de ansiedad, miedo, angustia, siendo esto lo que reflejaría dicho estilo de trazo.

No obstante, este trazo se va haciendo más sostenido y constante hacia la parte inferior del cuerpo (miembros inferiores), lo cual podría mostrarnos que con la ejecución de la actividad la paciente se dejó llevar, liberándose de algunas tensiones, presiones, que luego fueron recalcadas en los pies. Otra parte en la que la presión del trazo es fuerte, sostenida, es en los ojos, órganos de la vista, para mirar y ver. Dicha remarcación podría manifestar el peso, la presión que la mirada tiene y ejerce para la paciente.

Con respecto a la presión del trazo se aprecia uniforme en la mayor parte del dibujo siendo débil, liviano y suave, lo cual podría ser la manera que la paciente encontró para "ocultarse", para esconder la imagen de sí.

En cuanto al tamaño del dibujo, el mismo es pequeño en relación al espacio gráfico ofrecido, lo que interpretaríamos como una tendencia a la introversión, siendo estos rasgos de timidez, vergüenza, los que complementaria con la tendencia de utilizar un trazo débil, como modo de no darse a ver, esconderse.

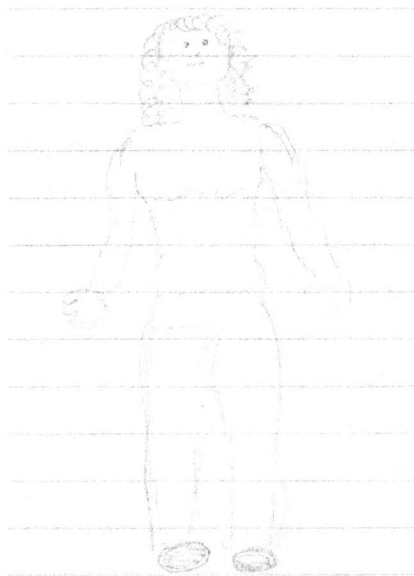

Después:

En esta segunda figura el dibujo tiene características más reales al objeto concreto al cual hace referencia (la imagen de sí). Pero algo que llama la atención es que en esta segunda presentación el trazo es aun más liviano, alzado, casi insignificante que en el primer dibujo, lo que nos haría pensar que al paciente enfrentarse a esa realidad vivida, tangente, su cuerpo, a las sensaciones, sentimientos que le provocan, le genera más ansiedad, vergüenza, timidez. Y a través de este trazo casi invisible sería una manera de esconderse, disimularse.

No obstante, en esta segunda imagen aún siguen habiendo partes del cuerpo destacadas (la cintura, las caderas), mientras que otras perdieron cierta acentuación, los hombros y los pies, regiones sobre las cuales recaen sobre todo las tensiones, presiones, cansancios. Esta disminución de su realce podría ser consecuencia de que a través del trabajo corporal, la paciente lograría aliviar, apaciguar, aquietar dichos miedo, pesos, pudiendo contraponerlos a las sensaciones placenteras y nuevas registradas, percibidas a partir de la puesta en acción.

A diferencia de la figura anterior al trabajo corporal, en ésta sobresalen los rasgos infantiles, femeninos, dejándose de lado aquellos rasgos masculinos, de fortaleza y poderío. Incluso la postura de esta figura da la impresión de mayor liberación, "goce", pacificación, no tanta rigidez y quietud, lo cual se relacionaría con lo vivenciado, explorado durante el juego corporal realizado.

Este cambio de actitud se aprecia también en los gestos que refleja el rostro del dibujo, la sonrisa es más marcada y delimitada en ésta, lo que evidenciaría el placer encontrado en y por el cuerpo, quien en muchas ocasiones es no tenido en cuenta, es silenciado. Los ojos no presentan tanta presión ni realce, lo que nos daría a ver, a lo mejor, que la paciente pudo, medianamente, despojarse de aquella presión que le ejercería la mirada de ella misma sobre sí, y la de los demás. El pelo muestra mayor control, menos desorganización, caos, lo que a lo mejor disminuyó con el trabajo corporal, logrando reducir la incertidumbre, los miedos, ansiedades.

Con respecto al trazo, si bien continua siendo suave como ya mencionamos, ahora presenta mayor fluidez, siendo creado por líneas más largas, continuas, no tan entrecortadas y resquebrajadas como en la figura uno. Esto podría mostrarnos que a partir de la vivencia la paciente alcanzaría mayor control, "seguridad" de sus impulsos. No obstante, así como el trazo mostraría un intento de control, la presión del mismo aun manifiesta temor, tensión a mostrarse, ser visto, registrarse.

Algo que no se vio de una imagen a otra es el re-alzamiento del cuello, siendo éste aun más largo en este segundo intento, lo que corroboraría las hipótesis marcadas en la imagen inicial.

El tamaño de la figura continúa siendo pequeño en comparación al espacio gráfico ofrecido, lo cual también podría guardar relación con una baja autoestima de la persona, lo que se sumaría a esta tendencia de trazos entrecortados, casi sin registro, la liviandad del mismo, las posturas de enmascaramiento que utiliza pero que luego revierte.

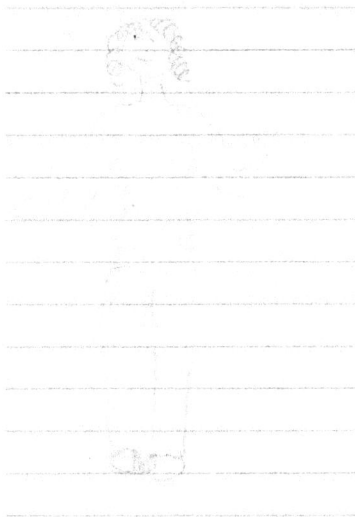

PACIENTE N° 15	ANTES	DESPUÉS
Tamaño	Chico.	Sin cambio.
Trazo	Líneas cortas, débiles entrecortado fuerte en zona de los ojos.	Liviano pero más sostenido, constante con líneas más largas.
Omisiones	Omite las manos.	Intento por bosquejar las manos.
Rasgos faciales	El dibujo carece de expresión. Los elementos del rostro son muy pequeños.	Pretende delinear una pequeña sonrisa. Menos tensión en los ojos.
Reforzamiento	En la zona de la cintura y el torso. Remarca los "rollos", los pies, hombros. También el cuello.	Disminuye la presión del trazo solo en los pies y hombros. Reforzamiento aun mayor en el cuello.
Detalles	Rasgos infantiles y rasgos masculinos superpuestos. El pelo manifiesta cierto desorden.	Prevalecen los rasgos infantiles.
Postura	Da la sensación de estar mostrándose. Rigidez.	Menos rigidez y quietud. Goce.

2. DIBUJOS DEL ESQUELETO

Consigna: Trabajo eutónico de conciencia ósea. Escribir qué te sugieren las siguientes palabras: estructura, duro, consistencia, aire. Actividad gestáltica sobre función del sistema óseo, auto reflexión y socialización de la vivencia.

PACIENTE Nº 1

Si bien el dibujo del esqueleto ocupa una parcialidad del espacio gráfico ofrecido, comparando la totalidad de las producciones realizadas sobre la temática por el grupo, es la de mayor tamaño, lo que podría traslucirse en cierta seguridad, presencia, pertenencia, arraigamiento en y dentro del grupo. Esta "seguridad" también se trasluciría en la postura adoptada por la figura. Permitiéndose a través de éste darse a ver a los otros. Si bien podríamos decir que hay omisión de elementos y realzamiento de otros, no se aprecia tendencia al ocultamiento sino cierta resignación y permitiendo al otro que la vean.

Esta postura también evidencia cierta rigidez y tensión. En la distribución de los elementos que la conforman, se observan ciertos bloques bien divisibles, de modo tal que la "seguridad" que antes mencionaba no sería del todo consciente y fehaciente, sino que estaría en proceso de elaboración, que se va concretando con el trabajo corporal, permitiéndole conocerse, sentirse, percibirse y así modificar su rigidez, firmeza. Incluso si observamos detenidamente el dibujo, apreciamos que el mismo manifiesta rasgos faciales, una pequeña sonrisa, liberadora a lo mejor.

Incluso la elaboración de dicha seguridad se da a ver también en el trazo. Si bien es tembloroso, se aprecia cierta constancia en el mismo, trazando líneas largas en determinadas zonas del dibujo. Pero en otras partes del mismo se vuelve remarcado, entrecortado y superpuesto.

Esto último se aprecia sobre todo en partes involucradas en mantener, consumar la relación, contacto con el medio que nos rodea, como es el caso de las manos y los pies. Este recalcado del trazo se ve también en la cabeza, zona que domina los pensamientos, sentimientos, sensaciones; los cuales muchas veces este tipo de personas intentan manipular y que los tienen presente de modo constante y recurrente.

Algo que llama la atención y que corroboraría nuestra hipótesis de investigación sería los cambios positivos que se aprecia en las sensaciones que el esqueleto le produce a la paciente antes y después del trabajo corporal, según ella menciona. La paciente refiere que el esqueleto es firme y duro, y luego se vuelve más cómodo. A lo mejor el trabajo corporal le permitió darse tiempo y lugar para percibir, descubrir, sentir algo que a ella le moleta, pero que le es vital, dándose cuenta luego que con este esqueleto también se puede sentir placer, comodidad, agrado.

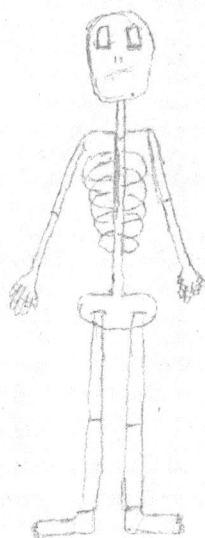

PACIENTE N° 1

Tamaño	Postura	Trazo	Conglomerado de elementos	Sensaciones
Si bien ocupa una parcialidad del espacio gráfico ofrecido, es uno de los dibujos más grandes del grupo.	De pie. Dando sensación de resignación y permitiendo al otro que la vean.	Tembloroso en el general de la figura, resaltándose y tornándose más tenso en zonas determinadas del dibujo: cabeza, columna, manos y pies (todos elementos de contacto para con el entorno).	Buena distribución de los elementos, conservando así la Gestalt del objeto real. No obstante, se aprecia cierta rigidez y bloqueo en cada uno de sus partes.	Firmeza, dureza, que luego del trabajo corporal se convierte en mayor comodidad.

Más cómodos; huesos más relajados; cataloga su cuerpo como una estructura firme. Duda y tacha "mis"; en lugar de afirmar que la totalidad de sus huesos son duros, escribe: "algunos de mis huesos son duros", tiene osteopenia; aire es lo que hay en mis pulmones. En el dibujo las piernas y pies se confunden con MMII y pies, pierde la conciencia del hueso confundiéndolas.

PACIENTE N° 3

La presente figura muestra un tamaño pequeño para la superficie gráfica ofrecida. No obstante se aprecia una expansión del dibujo hacia los costados, con desarrollo de los brazos, manifestando una postura equilibrada, sostenida, fuerte. ¿Hasta qué punto esta postura de fortaleza no es una idealización, una fantasía? Fantasía que luego es contrarrestada, desvanecida por la ausencia o distorsión de los miembros inferiores, siendo estos los elementos fundamentales de apoyo y sostén. En este dibujo se transmite una sensación que el punto de sustento serían las rodillas o las caderas.

Otro aspecto para destacar es la conglomeración de las partes del esqueleto en los extremos de la figura, parte superior del tronco y parte inferior del mismo (caderas), quedando desvalida de elementos la zona central del tronco, lo cual se relacionaría con la percepción o deseo (distorsionado) que la paciente tiene de su cuerpo: de anulación.

Ahora bien, este retrato podría deberse a las sensaciones más presentes que ella posee de su esqueleto, siendo estos huesos representados los más tangibles y concretos que ella puede percibir por su extrema delgadez y los que más sensaciones le producen: "siempre se tocan con el piso (caderas, pelvis, cintura)".

También sorprenden las sensaciones que ella menciona, haciendo referencia al esqueleto como cosa, con cierto distanciamiento, alejamiento, considerando que dicha representación le pertenece a ella, "es su esqueleto".

Con respecto a la postura, se evidencia una ausencia o simplificación de los miembros inferiores, miembros encargados del sostén, apoyo, sustentación. Elementos a la vez que nos mantienen unidos con la realidad, con el contexto, con el medio. A lo mejor esta simplificación de los miembros guarda relación con la poca percepción que la paciente tiene de ellos, porque es la parte del cuerpo que menos sobresale en ella, que menos se registra, que menos preocupa.

En cuanto al trazo, se evidencia cierta debilidad, finura en su desplie-gue, a lo que se le suma cierto temblor durante su ejecución. Temblor que podría reflejar miedo, inseguridad, tensión. Este trazo es reforzado sobre todo en las partes de aglutinamiento de los elementos, partes que más registraría la paciente.

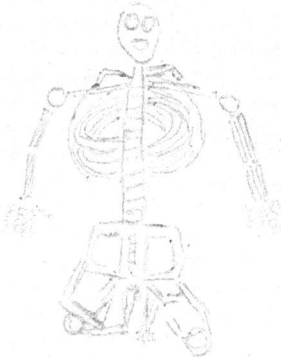

PACIENTE N° 3

Tamaño	Postura	Trazo	Conglomerado de elementos	Sensaciones
Pequeño. Con mayor expansión hacia los costados.	Sentada. Manifestando "fortaleza" con la postura del tronco pero con distorsión de los MMII, elementos de sostén y conexión con la realidad.	Tembloroso, débil, fino. Remarcándose en zonas determinadas como la cadera y MMII.	Aglutinamiento de elementos en los extremos de la figura, quedando desvalida de detalles en la zona central, zona de la cintura.	Dureza, unión, cosa, fuerte y rígido.

Algo que llama la atención es la conglomeración de las partes del esqueleto en los extremos de la figura, quedando desvalida de elementos la zona central del tronco, lo cual se relacionaría con la percepción o deseo (distorsionado) que la paciente tiene de su cuerpo.

También sorprenden las sensaciones que ella menciona, haciendo referencia al esqueleto como cosa, con cierto distanciamiento, alejamiento, considerando que dicha representación le pertenece a ella, "es su esqueleto".

Aspecto muy rígido y estructurado. Escribe de la estructura como un conjunto de cosas, elementos, figuras, huesos relacionados y juntados de forma tal que forme una sola figura. Se evidencia la vivencia segmentaria de su cuerpo, la falta de síntesis en un todo. Del aspecto duro refiere: rígido-fuerte. Asocia lo rígido a la fortaleza, como parte de sus ideas preconcebidas y que aplica al cuerpo. También es su forma de intelectualizar la realidad. Se reflexionó verbalmente sobre la debilidad de lo rígido y la fortaleza de la flexibilidad; lo flexible no se rompe. Admite su inflexibilidad en su forma de pensar. De consistencia define: dureza, unión. Esta es otra de sus ideas erróneas, ya que las uniones no tienen dureza, por el contrario, las uniones se caracterizan por la flexibilidad y la posibilidad de articular. Esto denota falta de movimiento, inflexibilidad y rigidez.

En su registro puede distinguir el eje corporal cuando dice que su esqueleto está inclinado hacia la derecha. Y también tiene un real registro de los apoyos de ambos isquios en el suelo, pero queda en evidencia la falta de conocimiento de su esquema corporal, ya que nomina como apoyo en el suelo la cadera, la cintura y la pelvis en último lugar. La parte más cercana al suelo es la pelvis y ella antepone como unión y contacto con el suelo la cadera y la cintura antes que ella.

PACIENTE N° 5

Al observar la representación que la presente paciente realiza acerca de su esqueleto, podemos apreciar que el mismo mantiene ciertas características acorde a la Gestalt del objeto real. No obstante se puede ver que en el mismo faltan partes determinantes.

Hay omisión de los pies, lo cual podría hacernos pensar en una sensación de falta o ausencia de sostén, o de aquella parte que nos mantiene unidos a la realidad, a la "tierra".

Si hay algo que resalta en este dibujo podemos apreciar que es la parte superior del cuerpo, evidenciándose menos detallismo en los miembros inferiores. Algo bien determinado son las costillas, siendo a lo mejor la percepción de éstas, tan delimitadas y evidentes en la paciente por su delgadez extrema, lo que hace que estén tan definidas, remarcadas, visibles, concretas en el dibujo.

En lo que refiere a la postura de la figura, da la sensación de firmeza, incluso la paciente refiere que es una "guía". No obstante, esta postura firme, rígida, parece tener cierta tensión que encubre miedo, angustia, nerviosismo, que ante la primera reacción se desmorona, cae, desploma. ¿Hasta qué punto esta representación de firmeza que refleja la figura no es la postura que la paciente tiene que mostrarle a los otros para así no reconocer sus falencias, sus síntomas, su debilidad, fragilidad, miedos? Este miedo o angustia sería ratificado por el trazo que demarca el dibujo, siendo este remarcado una y otra vez, dejando huellas bien visibles, tensas, fuertes en el papel, como un modo de descarga o bien un rasgo de inseguridad, duda.

El tamaño del dibujo es pequeño para el espacio gráfico ofrecido. Lo cual, sumado al estilo del trazo utilizado para el dibujo, aseveraría esta hipótesis de inseguridad, miedo a mostrar, o bien podríamos pensarlo como una falta de conocimiento y registro de las partes del cuerpo.

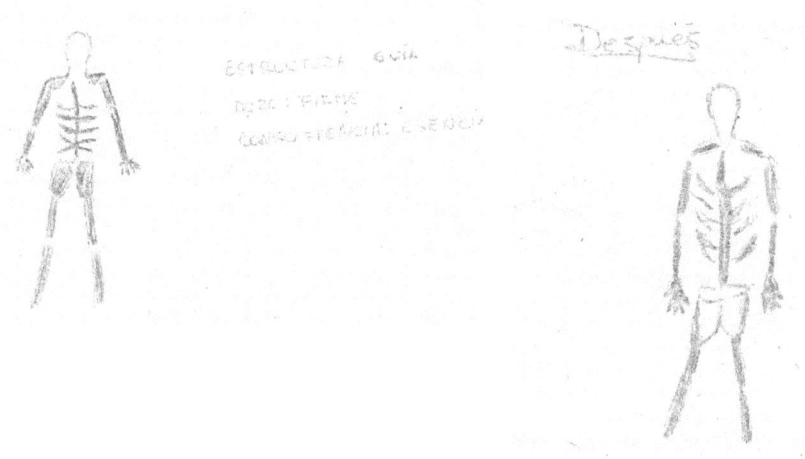

PACIENTE N° 5

Tamaño	Postura	Trazo	Conglomerado de elementos	Sensaciones
Pequeño. El mismo ocupa un muy pequeño espacio de la hoja.	De pie, firme, rígido, estático.	Reforzado, realzando las partes. Fuerte.	Distribución de los elementos en el espacio con intento de mantener la Gestalt del objeto real.	Guía, firmeza, tensión, soporte.

Resalta lo presente y definidas que están las costillas en el dibujo. Siendo impactante la percepción de estas, estando tan delimitadas y evidentes en la paciente por su delgadez extrema, lo que hace que las represente tan definidas, remarcadas, visibles, concretas en la representación gráfica y se sienta orgullosa de ellas. Omite los pies y el cráneo, los puntos opuestos de conexión con la realidad, lo concreto (pies) y el mundo de las ideas, de la fantasía (cabeza). Escribe: estructura guía. Duro: firme. Consistencia: esencia.

PACIENTE Nº 13

El presente dibujo es de un tamaño demasiado pequeño en relación al tamaño de la hoja, no pudiendo la paciente explayar su creatividad en la totalidad de éste, lo que manifestaría pobreza en la imaginación para crear, inventar, dibujar o bien inseguridad a mostrarle a los otros la sensación, la percepción que ella posee de su esqueleto, de su estructura ósea, muchas veces desconocida e incluso rechazada por ellas porque es el que marca la "gordura" que ellas perciben y registran.

Se aprecia cierto aglutinamiento de las partes, tornándose incluso perseverante alguna de ellas, perseveración que a lo mejor es producto de las sensaciones concretas que la paciente percibe de su esqueleto, sobre todo de sus costillas y su columna, elementos sobresaliente, abultados que a lo mejor dolieron, molestaron durante el trabajo corporal en relación con el suelo. Incluso la paciente cuando expresa sus sensaciones sobre el esqueleto menciona cierta molestia.

Con respecto a la postura en la que éste está representado da la sensación de necesidad, de tener una mayor base de sustentación para no

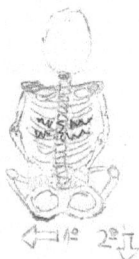

desmoronarse, para no caer, a lo mejor por cansancio, por fragilidad, debilidad, por desequilibrio, por incapacidad de sostén y de soporte de los miembros inferiores, estando estos casi desdibujados, omitidos.

Si bien el trazo que representa este dibujo manifiesta cierta regularidad, continuidad, reflejándose en líneas largas, constantes, ellas remarcan aquellas partes de mayor tensión y significancia; las caderas, los hombros, el cuello, la columna (siendo ésta, a lo mejor, la guía que sostiene el cuerpo de la marioneta que representaría su cuerpo).

PACIENTE N° 13

Tamaño	Postura	Trazo	Conglomerado de elementos	Sensaciones
Pequeño.	Sentado con realce de los hombros y un pobre despliegue de los miembros inferiores.	Manifiesta cierta firmeza en algunas partes, apreciándose líneas sostenidas. En otros lugares es reforzado, realzando ciertas partes.	Se aprecia cierto aglutinamiento de las partes que forman el esqueleto, perseverando en algunos elementos del mismo.	Sostén, rigidez, por momentos molesta.

Refiere sensación de molestia sobre el contacto del esqueleto con el suelo. En este registro se ve una notable diferencia en el registro corporal: puede registrar su espalda relajada (como consecuencia del trabajo de tacto consciente), puede arribar al objetivo de esa actividad, la conciencia de las partes duras del cuerpo. Relaciona el esqueleto y el aire con la movilidad, la elasticidad y aparece la posibilidad de romper con la rigidez. Tiene registro de eje corporal; de alineación hacia el hemi-cuerpo derecho primero y hacia el hemi-cuerpo izquierdo después. Pudo flexibilizar su estructura e ir en la búsqueda y experimentación con su propio cuerpo. Esta paciente, con más recursos que las de los otros dibujos de los esqueletos, tuvo su alta en marzo del 2009, luego de dos años y medio de tratamiento. Continuó con sus controles cada seis meses sin remisión de signos patológicos. Terminó su carrera universitaria, se insertó en la vida laboral y se estabilizó en su vida emocional a través del afianzamiento de su pareja.

PACIENTE N° 14

El presente dibujo muestra una postura que llama la atención, no solo por estar en posición sedente sino porque da la sensación de estar de espalda. Postura que a lo mejor fue adoptada como modo de ocultarse, de no darse a ver, o bien podría considerarse que a través de esta postura la paciente está haciendo más evidente, está mostrando las partes del esqueleto sobre las cuales le recae, deposita, mayormente, su tensión: nuca, cuello, omóplatos, cadera. Partes en las cuales coloca ella sus tensiones, angustias, miedos, nervios, trasluciéndose en contracturas, nudos.

Otro aspecto que llama la atención es la sensación que la paciente refiere que le genera el esqueleto. Estas son contradictorias, paradójicas. Por un lado sostiene que el esqueleto es algo que da sostén, es un cimiento, pero a la vez éste es rompible, frágil. Estas sensaciones incompatibles a lo mejor están reflejando por un lado la sensación tangible que esta persona tiene de su propio esqueleto y por el otro lado expresaría el deseo que ella tendría de su esqueleto. Que éste sea un sostén para ella, un cimiento sobre el cual se estructure su cuerpo, su presencia y relación en el medio.

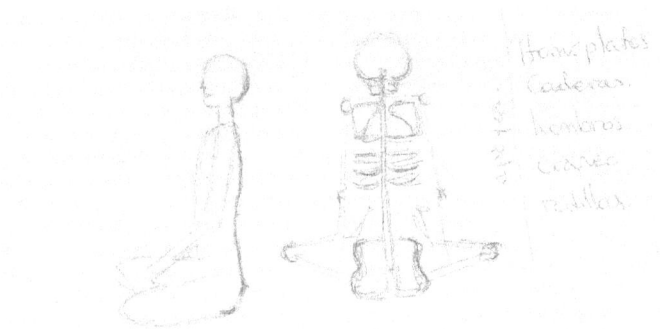

Esta contradicción o dudas en las sensaciones que expresa este esqueleto se reafirma en el trazo que lo delimita y lo dibuja. Trazo entrecortado, indeciso, que esboza las partes del mismo, que omite otras y que remarca aquellas que más presente están en la percepción del mismo, que se trasluce en dolor, cansancio, tensión, contractura.

Con respecto al tamaño del mismo, éste es pequeño, chico, en relación al espacio gráfico ofrecido. Este tamaño podría reflejarnos cierto temor a mostrarse como un todo ante la mirada de los demás o bien podría expresarnos cómo la paciente solo representa aquellas partes de su cuerpo que ella percibe, siente, que le resuenan por dolor, tensión, cansancio, dejando de lado todo el resto de elementos faltantes.

Ahora bien la "omisión" o falta de despliegue de los miembros inferiores podría estar mostrándonos una actitud de cansancio, desgano por parte de la paciente, reflejando un pobre sostén de su esqueleto o bien un inicio de desmoronamiento.

PACIENTE N° 14

Tamaño	Postura	Trazo	Conglomerado de elementos	Sensaciones
Pequeño. El mismo ocupa un muy pequeño espacio de la superficie gráfica.	Sentado, incluso da la sensación de estar de espalda.	Reforzado, realzando ciertas partes del esqueleto. Trazo quebrado, indeciso, a modo de esbozo.	Distribución de los elementos en el espacio con intento de mantener la Gestalt del objeto real. Con re-alzamiento de las partes de la espalda (omóplatos, cuello, nuca).	Sostén, rompible, frágil.

Esta sensación de estar de espaldas, se aprecia por la tendencia de reforzar y remarcar parte de los huesos de la espalda, el cuello y la nuca. Esta postura podría considerarse como una tendencia a ocultarse, no dejarse ver. Lo que estaría complementado esta sensación que la paciente tiene de su esqueleto, por una lado de firmeza pero luego este es posible que se rompa.

La "omisión" o falta de despliegue de los miembros inferiores podría estar mostrándonos una actitud de cansancio, desgano por parte de la paciente, reflejando un pobre sostén de su esqueleto o bien un inicio de desmoronamiento.

Escribe de estructura: sostén, cimiento, un todo que se auto-sostiene, antisísmico. Se advierte vivencia del cuerpo como unidad y fantasías de omnipotencia.

Duro: rompible, frágil, inflexible. Acá ella misma escribe aspectos de la dureza, pero que también reflejan su sistema de creencias.

Consistencia: sostenible, masa, relleno.

Aire: esqueleto (pájaro). Ocupa un lugar para el cuerpo en el aire a través del esqueleto.

En los puntos de apoyos describe: omoplatos, caderas, hombros, cráneo, rodillas. Dibuja su cuerpo sentado y menciona apoyos de cuerpo acostado sobre el suelo, faltándole los pies.

3. DIBUJOS DE LA PERSONA: FRENTE, PERFIL Y ESPALDA

Consignas:

1) Adoptar una posición de pie, a elección; realizar un inventario corporal y trabajo de senso-percepción primero del frente del cuerpo; y dibujarlo.
2) En la misma posición, realizar un inventario corporal con el atrás del cuerpo. Dibujarlo.
3) Sentada en posición cómoda, realizar un inventario, focalizando la atención en la columna vertebral; dibujarse de perfil. El sentido de la actividad es aproximarse al espacio tridimensional del cuerpo.

PACIENTE Nº 1

Con respecto al tamaño observamos que las tres representaciones son figuras pequeñas. No obstante, en el dibujo de espalda se aprecia cierto agrandamiento hacia los costados, mientras que en la figura de perfil se aprecia un alargamiento. Estas variaciones podrían deberse a la incertidumbre que genera dibujarse en posiciones que muchas veces no son consideradas por ser partes que no se ven: "solo registro y dibujo lo que veo".

Incluso a lo mejor esa incertidumbre podría ser ratificada también por el tipo de trazo que se evidencia en el dibujo de espalda, siendo este más entrecortado, dubitativo, remarcado que en las otras dos figuras.

Con respecto al alargamiento que se visualiza en la figura de perfil, este tamaño beneficiaría a lograr una figura "delgada", deseo y preocupación fundamental de las pacientes con TCA. Se podría considerar que el dibujo de perfil representaría el deseo más preciado de la paciente. Incluso este dibujo presentaría más detalles que el resto, lo cual podría ser interpretado como mayor optimismo, agrado, comodidad. Y manifiesta rasgos faciales más definidos, con una sonrisa marcada.

Cabe considerar que este dibujo de perfil fue realizado luego de un primer intento, lo cual manifestaría cierta inseguridad por el mostrarse.

Si se observa el primer esbozo de dibujo de perfil, vemos que éste estaría más engrosado. Lo que confirmaría que el dibujo presentado estaría matizado por sentimientos, sensaciones inconscientes y deseadas. No obstante, la postura de de perfil muestra una rigidez y firmeza, que podría hacernos pensar que dicho optimismo es endeble, débil, y que estaría teñido o entremezclado con sentimientos de inseguridad, miedo.

Con respecto al trazo podríamos decir que en la figura de frente es la que presenta un trazo más sostenido que el resto de las figuras. No obstante, en ninguno de los dibujos manifiesta seguridad, confianza, por el contrario. Incluso el trazo del pelo en todas las representaciones mostraría la ansiedad, agitación, incertidumbre que generaría el despliegue de la actividad.

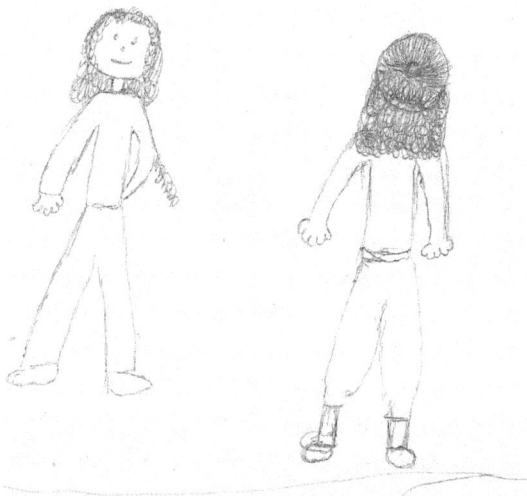

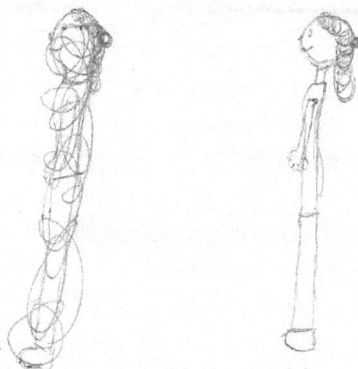

En cuanto al reforzamiento del trazo, en las tres figuras se evidencian reforzadas distintas partes del cuerpo. En el dibujo de frente se ve presión en el trazo del cuello, parte que une la cabeza con el resto del cuerpo, que se relacionaría con el control intelectual y de los impulsos.

En el dibujo de espalda el trazo se ve remarcado en la zona de los pies, zona de contacto con la realidad, de sostén, de equilibrio, apoyo. También se evidencia esto en la zona de la cintura, parte sobre la cual recae la mayor parte de la preocupación de las personas con TCA, y que la mayoría de las veces está distorsionada en este grupo de personas.

Y en el dibujo de perfil la zona remarcada es la espalda, zona sobre la que recaen las tensiones, las presiones, los miedos, zona en la cual se llevaría la "mochila".

En cuanto a las omisiones, se podría decir que lo que llama la atención es la omisión de una de las manos en el dibujo de frente. Incluso si se observa en el dibujo, hay un tachón que manifestaría el no saber cómo dibujar esta parte, que trasluciría cierta inseguridad, vacilación del qué muestra o qué oculta con dicha parte.

Por último, algo que se evidencia en el dibujo de frente y espalda, es la necesidad de tener una línea de base, guía sobre la cual representar los elementos, pero que no es muy tenida en cuenta. A lo mejor esta línea ayuda a la paciente a tener mayor control de sus impulsos.

PACIENTE N° 1	FRENTE	PERFIL	ESPALDA
Tamaño	Pequeño.	Pequeño y alargado, delgada.	Chico para el espacio de la hoja y más ancha que la de frente.
Trazo	Entrecortado y remarcado en las partes del rostro.	Trazos más largos.	Más entrecortado inseguro y reforzado.
Omisiones	Esconde una de las manos.		
Rasgos faciales	Manifiesta cierta seriedad.	Se evidencia una sonrisa marcada.	
Reforzamiento	En la zona del cuello y el pelo.	En la zona de la espalda (rigidez).	En la zona de la cintura (remarca la división), en los pies y el pelo.
Detalles	Escases de detalles.	Si bien son pocos, hay más en relación a los otros dos gráficos.	Escases de detalles.

PACIENTE N° 5

Vemos nuevamente en estos dibujos lo que fue observado en la producción del antes y del después. En este caso, bajo diferentes aspectos, encontramos los mismos indicadores: tanto en el dibujo de frente como en el de atrás, se muestra que el tronco y muslos son zonas conflictivas indicado por el sombreado y remarcado. En el dibujo del atrás, se omiten los pies, lo cual es señal de inseguridad, al igual que el perfil donde observamos un segundo intento de dibujo.

En la producción que representa el perfil, se la observa sostenida por una compañera con la cual compartió la actividad a través de las espaldas. Al punto que dibujó según la consigna, pero tuvo en ella fuerte pregnancia haber trabajado con un par espalda con espalda. La consigna nunca señaló trabajar con una compañera, pero en el momento de la actividad, ambas se sintieron cómodas y por ello se respetó su necesidad.

FRENTE   POSTERIOR

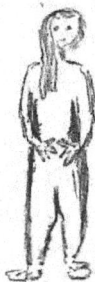

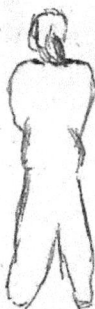

ESPALDA   ESPALDA DE

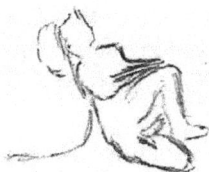

PACIENTE N° 5	FRENTE	PERFIL	ESPALDA
Tamaño	Medio.	Más pequeño.	Sin cambio.
Trazo	Largo, Sombreado, y remarcado.	Sin cambio.	Sin cambio.
Omisiones		Ausencia de los elementos de la cara y manos.	Omisión de pies.
Rasgos faciales	Manifiesta una mueca tensa.	Ausentes.	
Reforzamiento	En tronco y muslos.	En brazo y pierna derecha.	En hombros, cuello, cintura, muslo izquierdo.
Detalles	Escases de detalles. Sólo manos.	Ausencia de detalles.	Ausencia de detalles.

PACIENTE N° 6

Con respecto al tamaño de los dibujos se puede decir que los mismos son pequeños, considerando el espacio total de la hoja y el espacio libre que en ella quedó. Este tamaño puede referir a cierta inseguridad de la paciente ante el despliegue de la actividad, considerando todo lo que a ella se le puede juzgar interna y emocionalmente. O bien puede ser un mecanismo evasivo, impulsado por rasgos de ansiedad por culminar la actividad de manera rápida.

Otro aspecto que llamaría la atención es la ausencia de las partes del rostro en los dibujos de perfil. Esto podría hacer referencia a dificultades que la paciente tendría para mantener contacto, vínculo con su entorno, generándole la representación de estas partes angustia, inseguridad, miedo (considerando que los ojos son para ver, para conocer, para vincularnos, así como la boca para comunicarnos con los otros no solo para alimentarnos). Otro modo posible de analizar esta omisión de las partes podría ser el de considerar que el desarrollo de la actividad le generaría ansiedad a la paciente, por lo que omite dichas partes por su "apuro por terminar".

Estas conductas de ansiedad podrían verse también en el trazo utilizado por la paciente. El mismo se aprecia realizado por líneas más constantes y largas que en otras producciones, pero teñido por un temblequeo en su andar. A esto se le suma que en su mayoría se evidencian líneas finas, ejecutadas con poca presión.

Considero que la presión manifestada en el trazo, visualizándose esto en zonas determinadas referiría a la importancia o a la percepción más presente que la paciente tiene de dichas partes. Este reforzamiento se observa sobre todo en los dibujo de perfil, en lo que se destaca el dibujo de la columna representada por "nudos". A lo mejor ésta es la percepción, o sensación que la paciente posee de dicha parte de su cuerpo.

Con respecto a las omisiones presentes en el dibujo de espalda, el mismo carece de pelo y de detalles, lo que podía deberse a un desconocimiento o falta de registro de dicha parte del cuerpo, muchas veces pasada por alto o bien relacionarse con esta necesidad y ansiedad por terminar la actividad, por dejar de remover sensaciones que muchas veces este grupo de pacientes intenta callar.

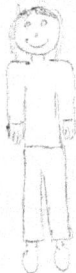

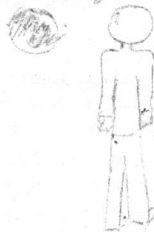

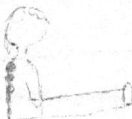

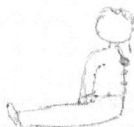

PACIENTE N° 6	FRENTE	PERFIL	ESPALDA
Tamaño	Pequeño.	Sin cambio.	Sin cambio.
Trazo	Largo, tembloroso, fino. En ocasiones se torna entrecortado.	Sin cambio.	Sin cambio.
Omisiones		Ausencia de los elementos de la cara.	Omisión del pelo.
Rasgos faciales	Manifiesta una pequeña sonrisa tensa.		
Reforzamiento	En la cabeza y el pelo.	En la zona de la espalda, remarcando la columna.	En la zona del torso.
Detalles	Escases de detalles.	Ausencia de detalles.	Ausencia de detalles.

PACIENTE N° 12

Nuevamente la paciente 12 deja ver en sus dibujos, zonas sombreadas, remarcadas y señaladas por un cinturón. En los dibujos de pie se observa línea base, lo cual nos sugiere que está ligada a lo concreto, y lejos de la resolución de su conflictiva en la fantasía.

Es llamativo que las manos de espalda están desdibujadas; y en dibujo de frente una mano está escondida y la otra es visible solo en parte. Esto posiblemente además de la significación dada en el dibujo del antes y del después, de dificultad en establecer contacto, relación social con otros, tenga relación con la inducción de los vómitos y el sentimiento de culpa. Los detalles y línea media indicadores de rasgos obsesivos, también aparecen en esta oportunidad.

PACIENTE N° 12	FRENTE	PERFIL	ESPALDA
Tamaño	Grande.	Más pequeño.	Levemente más pequeño que de frente.
Trazo	Largo.	Sin cambio.	Sin cambio.
Omisiones	Ropa, cinturón.	Ausencia de los elementos de la cara.	Ninguna, manos desdibujadas, pies dobles.
Rasgos faciales	Manifiesta sonrisa distendida.	Nariz remarcada, sin boca.	
Reforzamiento	Zapatos, cabello, costados del tronco de pierna y brazos.	Cuello, nariz espalda, columna.	En la zona de la cintura.
Detalles	Línea media, escote, cinturón, zapatillas con cordones. Línea de base.	Transparencias detalle de piernas y brazos. Línea de base.	Cinturón. Línea de base.

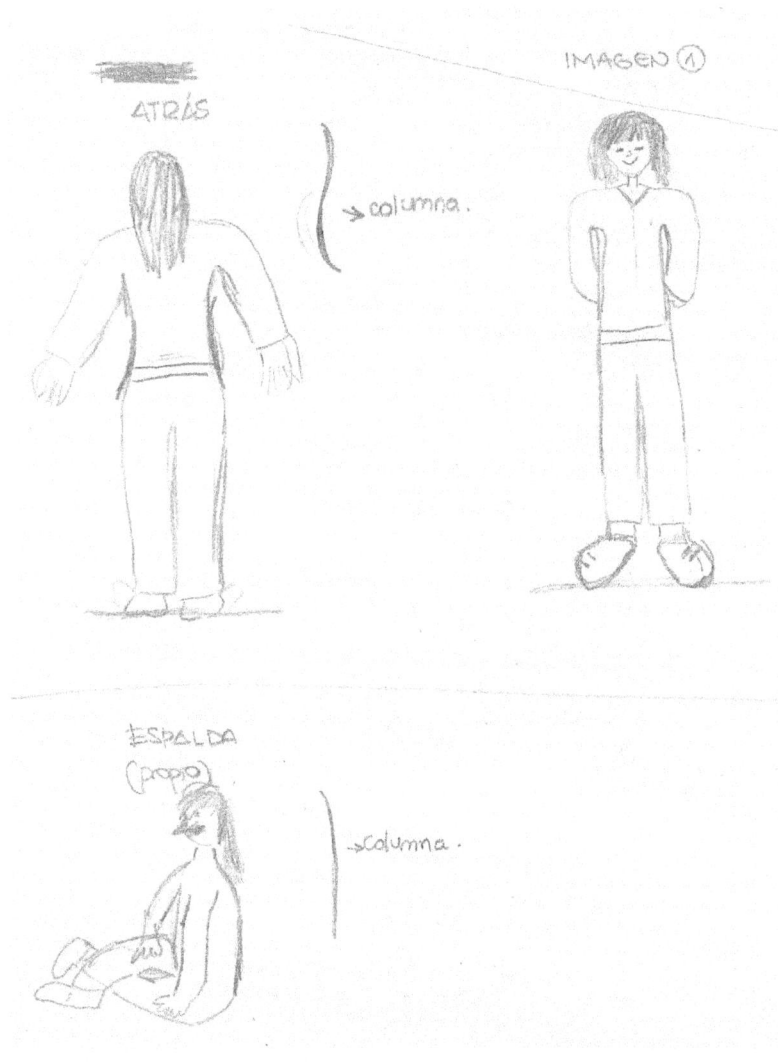

PACIENTE N° 13

En esta producción se puede empezar considerando que la paciente tuvo una cierta evasión de la consigna, no realizó el dibujo de frente, a lo mejor por temor, ansiedad, angustia de lo que le puede representar a ella "dibujarse" a partir de lo que siente o cree sentir.

Esta evasión podría ser considerada también por el tamaño pequeño en que fueron realizados los dibujos, no obstante en contraposición de esta hipótesis, los dibujos manifiestan tener un tiempo de elaboración; tiempo que se observa en los detalles que se le colocaron a los dibujos, en el ir y venir constante del trazo, en su reforzamiento.

Este tipo de trazo entrecortado, esbozado y remarcado podría referirnos a conductas de ansiedad e inseguridad, por eso la necesidad de demarcar bien los límites de las figuras.

No obstante, se aprecia que el trazo es realizado en determinadas zonas con mayor presión que en otras. Tal es el caso de la cintura en el dibujo de perfil y de pie, lugar por ahí depositario de tensiones, pesos, miedos, angustias no elaboradas; como así también en los pies y la nuca en el dibujo de espalda. En este último dibujo se observa también bien demarcada la zona de la cintura, marcando bien su forma, sus curvas, deseo inconsciente a lo mejor.

Con respecto a los rasgos faciales se aprecia cierta seriedad en uno de los dibujos de perfil (en el otro hay ausencia de elementos). Esto podría relacionarse a lo mejor con el displacer y la angustia que le podría generar el desarrollo de esta actividad. El verse representadas en una hoja, de modo concreto y tangible podría despertar ciertos fantasmas no deseados muchas veces por estas pacientes. O bien ser producto del miedo que les puede despertar el despliegue de la actividad.

Esta ansiedad, miedo, displacer a lo mejor fue superado o evadido por la colocación de detalles insignificantes y ajenos al cuerpo mismo de la persona. A esto nos referimos por ejemplo con el dibujo de los bolsillos de los pantalones, que podría ser un mecanismo de retraimiento que la paciente utiliza para no mostrar más su cuerpo.

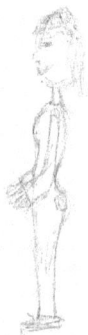

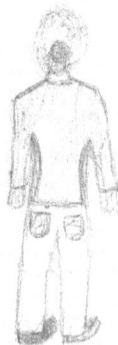

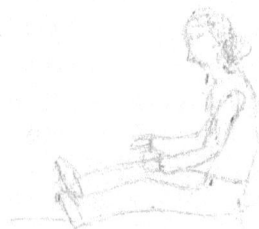

PACIENTE N° 13	FRENTE	PERFIL	ESPALDA
Tamaño	Cambia consigna dibuja perfile de pie.	Chico para el espacio de la hoja.	Sin cambio.
Trazo	Cambia consigna dibuja perfile de pie.	Entrecortado en su totalidad. Realizado con trazos cortos y encimados.	Sin cambio.
Omisiones	Cambia consigna dibuja perfile de pie.		
Rasgos faciales	Cambia consigna dibuja perfile de pie.	Manifiesta cierta seriedad en los ojos, a pesar de estar demarcada la boca como una sonrisa.	
Reforzamiento	Cambia consigna dibuja perfile de pie.	En cuello. Hombros, cintura y la cabeza.	Nuca, del torso, cintura y pie izquierdo.
Detalles	Cambia consigna dibuja perfil.	Esbozo de ropa (pantalón), bolsillo, escote remera, demarca cuello.	Esbozo de ropa (pantalón).

PACIENTE N° 14

En la producción de la paciente, se observa la misma falta de flexibilidad cognitiva, y estructura rígida de su personalidad en el dibujo que en su actitud corporal.

Hay un segundo intento, ya que cuando dibujó el frente y atrás, se dio cuenta que en su inventario tenía doblado el otro brazo; por esto, realiza nuevamente los dos dibujos reproduciendo fielmente la posición corporal en el trabajo sensoperceptivo.

Todos los dibujos tienen remarcado hombro derecho, ambos pies, cuello, y en los tres hay una línea de base. Los dibujos muestran una paciente reservada, introvertida, con permanente intento de controlar los impulsos, con dificultades para expresar su mundo interno y entablar comunicación con el afuera. Muy aferrada a lo concreto y sin resolución de conflictos en la mundo de la fantasía. Tenía una hija de cinco años en ese momento, y vivía en pareja, con el padre de su hija. Su diagnóstico es de AN. También fue compañera y amiga de una paciente fallecida.

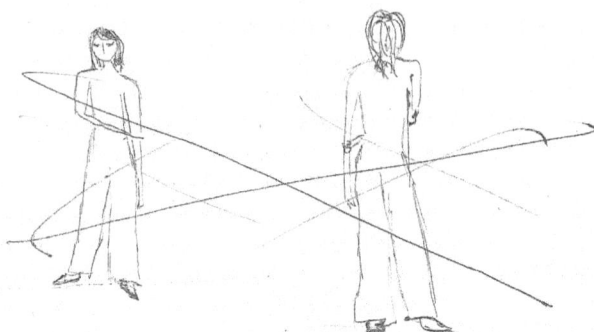

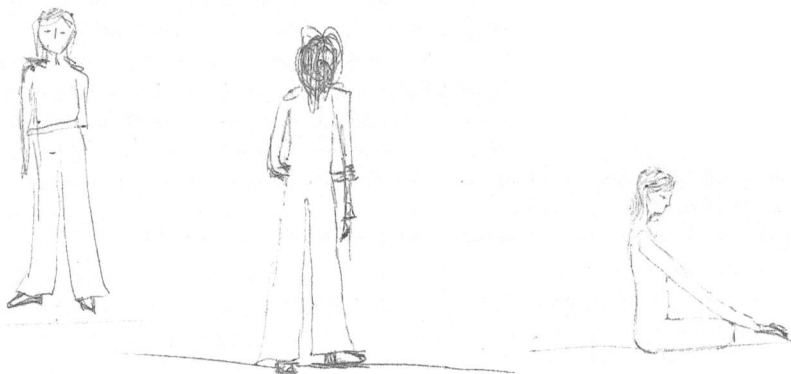

PACIENTE N° 14	FRENTE	PERFIL	ESPALDA
Tamaño	Mediano. Segundo intento.	Más pequeño que de frente.	Más grande que de frente. Segundo intento.
Trazo	Largo, tembloroso, fino, suave.	Sin cambio.	Sin cambio.
Omisiones	Mano derecha, boca.	Ausencia de los elementos de la cara.	Aparecen manos desdibujadas.
Rasgos faciales	Ojos cerrados, omisiones.	Sin cambios.	
Reforzamiento	En zapatos y hombro derecho.	En la zona de la espalda, remarcando la columna.	En ambos brazos, manos, zapatos y hombro derecho.
Detalles	Escases de detalles.	Ausencia de detalles, brazos más largos, palmas de manos hacia arriba.	Ausencia de detalles.

4. Collage

Consignas: Relajación terapéutica y posteriormente realización de "Collage, tema libre".

PACIENTE Nº 1

Al observar la presente representación lo primero que uno aprecia es la fragmentación de elementos que la conforman y el aglomeramiento de los mismos, sin llegar a formar una Gestalt determinada. Incluso da la sensación de ser una producción impulsiva, arrebatada, realizada con un grado de ansiedad que se refleja en el pegoteo de elementos, en la divisibilidad de sus partes.

Esta impulsividad y ansiedad podría ser corroborada también por el emplazamiento, la ubicación de los elementos del collage en el espacio. El predominio en el uso del espacio izquierdo del afiche hace referencia a un accionar impulsivo, a una necesidad de satisfacción rápida.

Mientras que si analizamos el uso del espacio desde la verticalidad, se aprecia un predominio del espacio inferior con tendencia a ir hacia el superior. Esto podría marcar una necesidad de la persona de salir de cierto estado "depresivo", inseguro (lo que se mostraría en el espacio inferior), para ir hacia uno más placentero, deseado, fantaseado (la parte superior del dibujo) en la cual incluso se puede ver un predominio de colores cálidos, suaves, luminosos.

En el mismo no se aprecia una temática puntual a desarrollar. Pero lo que llama la atención es el uso reiterado de figuras fragmentadas de partes

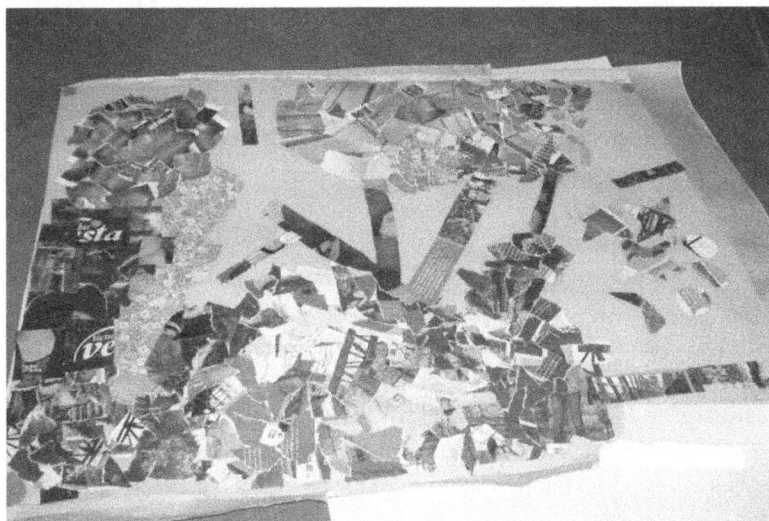

del cuerpo. Observando con detención en varios lugares se evidencian partes del cuerpo recortadas, siendo prioritariamente partes del rostro: ojos, orejas, boca. Partes con la que no solo uno toma contacto y vínculo con los otros sino que también son aquellas partes con las que el otro "evalúa", observa al que tiene en frente, al lado. O bien esta fragmentación podría representar la sensación que la paciente productora del collage tiene de su cuerpo, de su realidad, de su vida.

No obstante, en el extremo derecho del dibujo se aprecian estrellas recortadas de revistas, las cuales podrían ser signos de esperanza que la paciente tiene para un futuro, siendo a lo mejor su asistencia y participación en este grupo un punta pie. Incluso estos recortes son los únicos que tienen una forma definida.

PACIENTE N° 2

El presente collage, si bien no tiene una temática a representar definida y a su vez está formado por elementos fragmentados, no da la sensación de tanta impulsividad sino de esperanza, ilusión, anhelo, progreso, proyección hacia un futuro bien aventurado, considerando los recortes seleccionados.

Esta sensación no solo estaría dada por la utilización que esta paciente hizo del espacio gráfico sino también por la cromática predominante en la producción. Hay un predominio de colores claros, cálidos, luminosos que dan la sensación de agrado, complacencia, satisfacción. Si bien todo se direcciona hacia una figura de un color amarillo estridente, que nos podría hacer pensar en ciertos rasgos de hostilidad, creería que la figura hacia donde todo se dirige sería un signo de luminosidad, futuro, fantasía, deseo (esto se corroboraría con el proceso satisfactorio que esta paciente tuvo durante el año transcurrido en tratamiento, en el grupo de trabajo corporal).

Esta sensación de esperanza e ilusión que se menciona también puede ser relacionada con el predominio en el uso de imágenes de flores, las cuales traerían al recuerdo sensaciones agradables, aromas atrayentes, que incluso nos invitarían a descargar, relajar tensiones, impulsos.

Algo que predomina también en el presente collage son características infantiles (la paciente es adolescente): la presencia de un perro pequeño, flores y mariposas dibujadas por ella; y un gran corazón dibujado y coloreado, rasgo a lo mejor de un amor idealizado y fantaseado.

Ahora bien, haciendo referencia al corazón, algo que llama la atención es que tendría una barrera de contención, un marco grueso y bien definido que lo separa del resto. ¿Esto podría ser una barrera que la paciente tiene para entablar vínculos con los otros o ser un simple modo que la paciente encontró para resaltarlo?

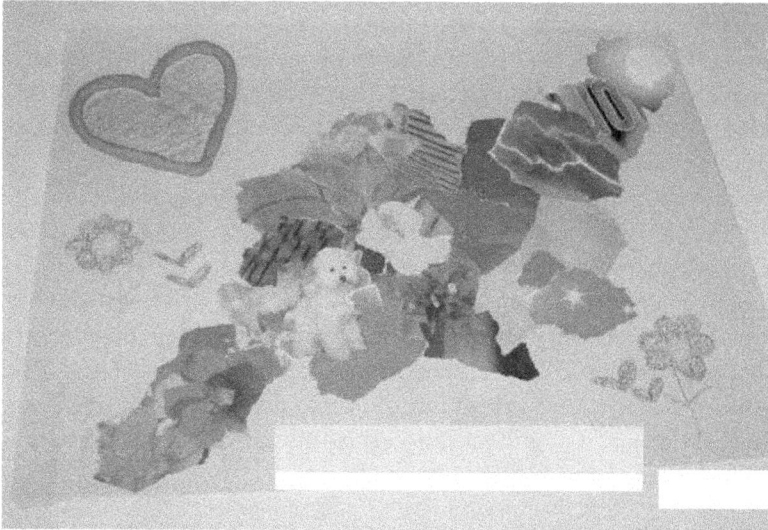

PACIENTE Nº 3

Si nos enfocamos en el dibujo central de la presente producción, podríamos ver un mensaje contradictorio. Por un lado se aprecia un corazón, grande, rojo, dentro del cual hay una pareja de jóvenes (un superhéroe y una princesa) que por su gestualidad nos haría pensar en alegría, unión, enamoramiento.

Pero en contraposición a esto el corazón derrama gotas rojas, ¿sangre?, que desembocan en una boca esbozada, ¿esto es lo que ella siente? En este dibujo la paciente habrá representado la angustia que siente, el miedo que tiene dentro, que lo simboliza en gotas de sangre producidas por su boca, por el continuo vomitar.

Se podría decir que esta producción es donde más evidente, concreto y visible se hace o se representa la temática de los TCA. La paciente dibujó todos los detalles necesarios para representar el acto bulímico, el mismo presenta una Gestalt objetiva al objeto real, incluso podríamos decir que la resalta, lo destaca. Este dibujo representaría fielmente su vivencia, su experiencia, basta, dentro de la temática.

Ahora bien como un pequeño rasgo satisfactorio podríamos pensar que la ubicación que la paciente le fijó a este dibujo queda en el pasado, en lo impulsivo, en lo inconsciente de ella. Mientras que su futuro, en el espacio derecho de su gráfico, hay un intento de deshago a través del grito, del paisaje montañoso. No obstante, por los trazos utilizados en la representación de las montañas podríamos pensar que la angustia, la tensión, el miedo sigue estando pero la fantasía sería lograr superar aquellas conductas autodestructivas. Lo que seguiría llamando la atención es que en este intento de salir aún sigue siendo y estando sola, pequeña, flaca (figura con palotes), dentro de la nada, pero sobre la tierra, dándose lugar a gritar, pedir ayuda.

Incluso la misma paciente expresa su deseo de escapar, de llorar, de gritar, como medios de deshago, liberación, rescate, huida.

También en el dibujo, en el margen inferior izquierdo se observa el dibujo de una cabeza pensando, no puntualiza qué, pero sobre ella hay una lámpara tachada y a un costado dice "comida 0 %". Esto manifestaría sus pensamientos constantes, incesante, taladrantes a los cuales no podría evadir y por ello cae en el vómito, que tanto dolor, miedo, sufrimiento, angustia le causa. Cae en aquella oscuridad que solo le generaría malestar, que la llevaría a una "callejón sin salida".

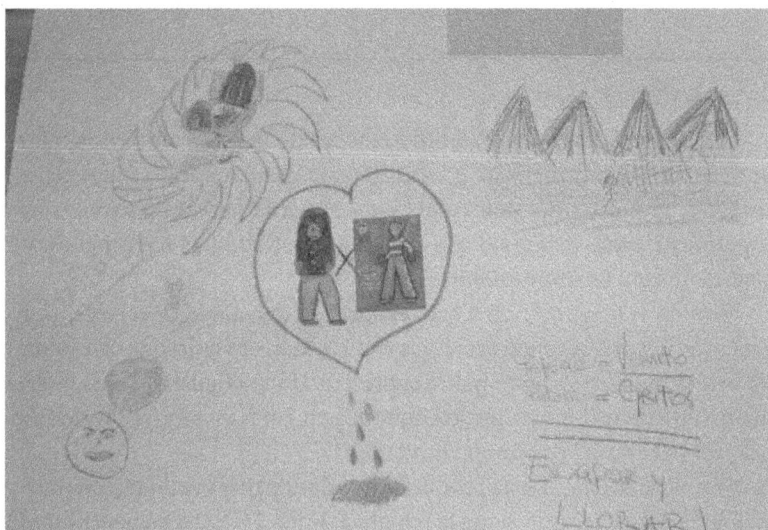

PACIENTE Nº 4

En la presente producción se aprecia que la paciente realizó una división bien taxativa no solo del espacio gráfico utilizado, sino también de lo que ella quiere expresar a través del despliegue del mismo. Lo que reflejaría de modo concreto sus sensaciones, la vivencia que ella estaría teniendo del transcurrir de su tratamiento, de su vida (hacía poco tiempo que había fallecido su madre). Esto nos mostraría que para esta paciente no existiría término medio, matices, todo se traduciría en "todo o nada", "vida o muerte".

Ella marca en el espacio izquierdo el "antes", al que representa con un gran sol, que nos podría hacer pensar en luminosidad, claridad, energía, vida. A su vez lo galardona con flores, espacios verdes, que dan la sensación de oxigenación, de respiro, de libertad. Incluso observando uno de los recortes podemos visualizar en él una frase: "disfruta de esos momentos". Con esta representación la paciente nos estaría mostrando que en dicho momento transcurría, vivía momentos plenos, colmados de vitalidad, de luz (uno de los recortes tiene un farol).

Todos esos aspectos de energía, fortaleza, de aliento, desaparecen en el espacio derecho, destinado al después. En este segundo espacio lo representado marca la sensación de un camino vacío, seco, solitario, tedioso, pesado –incluso va en ascenso–. Éste desemboca en una cruz, signo de muerte. A lo mejor es esto lo que la paciente siente o sintió ante la pérdida de su madre, sería símbolo del derrumbe que percibiría de sus sentimientos, su vida.

En cuanto a las producciones que se aprecian en el collage, tanto los recortes como los dibujos que se encuentran en él, se podría decir que en ellos se evidencia un accionar impulsivo, arrebatado, ansioso. En los recortes se visualiza que los mismos fueron realizados de forma manual (contaban con tijeras para recortar), situación que a lo mejor fue llevada por la ansiedad de representar el cúmulo de sensaciones y emociones que tenía dentro, necesitando canalizarlas de alguna manera.

Con respecto al trazo, se aprecian líneas remarcadas, reforzadas. Hay un predominio de líneas rectas realizadas con movimientos arrebatados, espásticos, lo que representaría esa ansiedad o angustia anteriormente mencionada. Incluso los colores utilizados son oscuros, fríos, lo que podría hacernos pensar en cierta inhibición, miedo.

Otro aspecto que llama la atención en esta producción es que la única referencia corporal que hay es la figura de una chica, recostada, a la cual se le taparon los ojos. Este accionar mostraría la ausencia de visión de futuro que esta paciente tendría o sentiría para con su vida o bien, manifestaría el peso, la presión, que para ellas tiene la visión, la mirada, elemento de contacto, vínculo, intercambio para con los otros, el afuera.

La sensación emocional que trasluce en general este collage es de cierta depresión, entristecimiento, aflicción, sentimientos todos, como ya mencionamos anteriormente, relacionados a la pérdida de su madre. Incluso ella refiere: "Nada se compara contigo. A mi mamá".

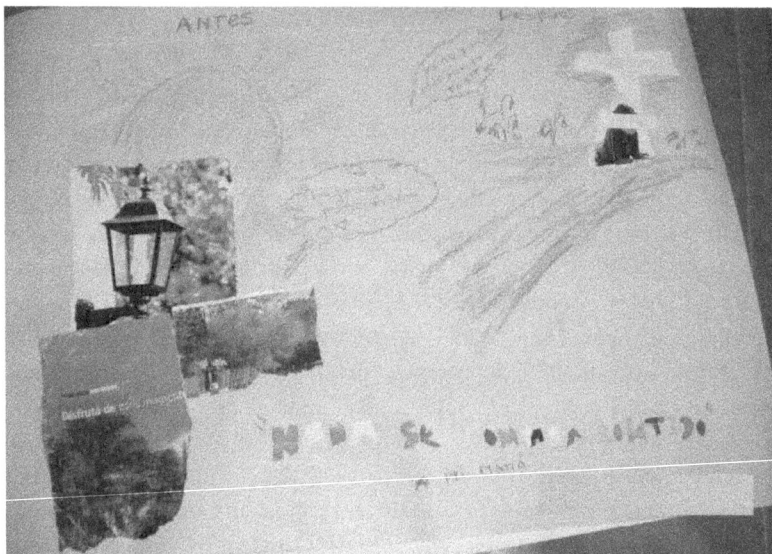

PACIENTE N° 5

Al observar esta producción se evidencian rasgos adolescentes, en donde la temática primaria es el amor, el enamoramiento entre el hombre y la mujer. No obstante, aquí los personajes presentan escasos detalles identificatorios respecto a sus rasgos sexuales, carecen de detalles, de rasgos faciales, son más un esbozo de figura que un dibujo en sí.

Incluso el recorte utilizado refleja dos robots, los que nos podrían hacer pensar que dicha postura de amor que representan es ficticia, simulada, fingida, porque los robots no sienten. Ahora bien, ¿será ésta la sensación que posee la paciente que la lleva a representar este sentimiento de esta manera fingida? ¿O será que ella posee un pobre conocimiento y registro de su cuerpo, por lo que el representarlo le generaría gran dificultad o gran angustia por el enfrentarse ante una realidad que ella preferiría no afrontar? Con el uso de las imágenes de robot a lo mejor también podría estar haciendo referencia al deseo de la figura perfecta y correcta, incapaz de fallar.

Con respecto al uso del espacio gráfico, si bien se observa que hay una utilización del espacio central del papel, lo que podría hacernos pensar en cierta seguridad que la paciente tendría para afrontar los hechos y sucesos de la vida, aún se aprecia cierto emplazamiento hacia la parte inferior del papel, lo que nos diría que todavía hay rasgos de inseguridad y temor que no le permitirían a la paciente afirmarse, asegurarse en sus actos, deseos y defenderlos.

En cuanto al uso que hizo del espacio izquierdo; en éste ella ubicó un gran ojo, al cual le colocó todos los detalles necesarios para conservar su Gestalt. Dicha parte del cuerpo se podría relacionar con cierta persecución que ella sentiría por el mirar de los otros. A la vez, el tamaño y la forma del ojo podrían referir a la importancia, el miedo, la angustia, la ansiedad que a ella le despertaría el ser y estar mirada por otro que no representa, no puntualiza. Nos mostraría el peso que la mirada tiene para esta paciente.

Con respecto a los dibujos que ella representó en el collage, en ello se evidencia como cierta necesidad de control, de estar todo prolijo sin dar lugar a la falla. Esto se aprecia en la "perfección de las flores", siendo en su mayoría reflejas, idénticas. También en el contorno de los corazones, sin permitir la fuga de ningún elemento. En el dibujo de las personas centrales, el hecho de no graficar los detalles a lo mejor es una manera que encontró la paciente para no mostrar o dar a ver sus falencias.

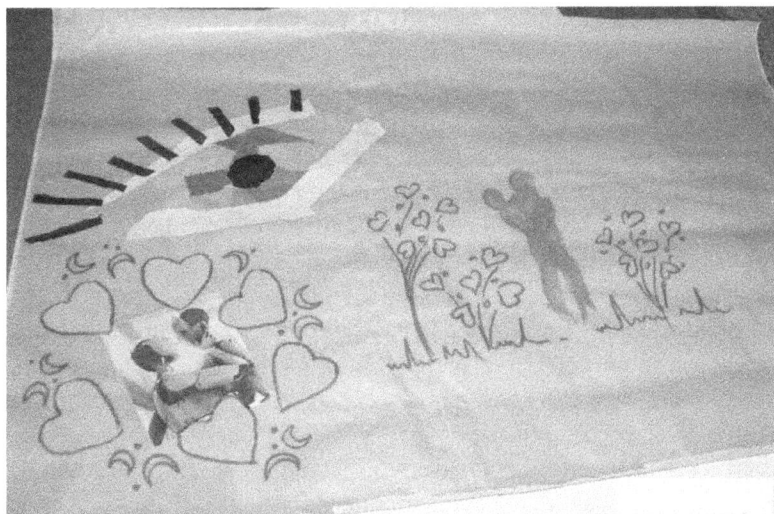

PACIENTE Nº 6

Se observa en general un peso regresivo en el collage, con mayor utilización de la mitad izquierda de la hoja. Allí expresa su sentir, depresión, angustia, soledad, la nada y gula (pecado capital). A su propio dibujo le faltan manos (que son órganos de contacto) y pies, lo que expresa sus dificultades para relacionarse con el mundo externo (al igual que la posición de las ramas en el dibujo del árbol). En su representación se observa estaticismo, revelando quizás su dificultad para afrontar los cambios y salir adelante. En contraposición, su familia expresa movimiento y dinamismo. Ella se percibe como muy diferente a su núcleo familiar, como "la diferente de la familia". Utiliza el margen inferior de la hoja como línea base del árbol y de ella, quien está sentada por debajo, lo cual implicaría rasgos de depresión, actitudes derrotistas, expresa necesidad de sostén, de reafirmarse, buscar sustento por inseguridad. Su aspecto es desvitalizado, muestra ausencia de fuerza muscular (por la postura representada), indicadores de una personalidad falta de energía.

La cabeza y rostro representan el concepto del yo. En ambos dibujos se observa una cabeza de tamaño importante en relación al cuerpo. Ella tiene una personalidad defensiva, que impresiona pedante, pero es más un modo defensivo, de protegerse, por sus sentimientos de alta inseguridad. También sufre terribles dolores de cabeza. Mentón redondeado, indicaría falta de fortaleza. Los órganos de sentidos tienen relación con el mundo externo: en este caso no tiene ojos, están cubiertos por el pelo, la boca cerrada representa que nada sale de su mundo interno, los oídos parecieran ser los únicos disponibles o atentos a las palabras de otros; casi todos los órganos de los sentidos, indican aislamiento. El cuello representa el vínculo entre el control intelectual y los impulsos del ello. Sugiere dificultades para controlar impulsos instintivos, dificultades para tragar y perturbaciones digestivas (todas ellas las padece). Los brazos apretados al cuerpo indican sentimientos pasivos o defensivos. En su dibujo a la derecha de la hoja ella está de espaldas, y tapada por agua, brazos en alto, como pidiendo ayuda, la pelota podría representar un objeto contra-fóbico. Una forma de resolver sus conflictos es a través de la huida a la fantasía.

No se ve en este collage ningún cuerpo completo, siempre están tapados por la sombrilla, por la posición acostado en el suelo, por el agua, lo que nos indica una conflictiva fuerte con su propio cuerpo, a pesar de que en el discurso ella se esfuerza en aclarar que le gusta mucho su cuerpo y tiene muchas dificultades en aceptar que está enferma. Se dibuja de perfil o de espaldas, lo cual es un indicador de evasión.

Los dibujos más grandes en lado izquierdo, incluido su propia persona, sugieren impulsividad y búsqueda de satisfacción inmediata de impulsos y de sus necesidades emocionales. El sol es mayor en la derecha de la hoja pese al menor espacio del mismo, y las figuras humanas son más pequeñas; esto indicaría sentimiento de disminución, inhibición intelectual y social, bloqueo. El sol a la izquierda está cubierto por las nubes, al igual que el trazo y líneas lábiles reforzando el contorno, que indican exceso de control e inseguridad.

En la sombrilla las líneas sugieren agresividad, lo recargado y con muchos detalles muestra conductas obsesivas. En relación al movimiento del dibujo de la familia se observa que el padre tiene su cabeza bajo el agua mientras la madre está sentada protegida por la sombrilla, dando la espalda, lo cual sugiere evasión por parte de ambos; aunque la madre pareciera ejercer un lugar de control de todos los integrantes de la familia, desde su emplazamiento estratégico en el espacio. La madre, con sombreado, trazo lábil sugiere una relación conflictiva. La ubicación de toda la familia en el agua, excepto la madre y una hermana menor, muestra una actitud pasiva y evasiva. La hermana que está jugando con ella en el agua es la única figura con resaltado busto y cejas. La paciente se hizo a sí misma desdibujada. El mayor detallismo se observa en la sombrilla, en el árbol y en ella misma en el lado izquierdo de la hoja.

En el dibujo del árbol se aprecia un tronco mayor que la copa, ramificado, lo que indica pobres recursos del individuo para obtener satisfacciones del ambiente. Las ramas hacia arriba, terminando en punta, sugieren que se refugia más en la fantasía, para obtener gratificación sustitutiva. Introversión. Árbol tipo cerradura, nos habla de una paciente oposicionista y desafiante. Hojas hacia abajo que caen, en pendiente muestran depresión, sensación de pérdida. La dirección del movimiento de hojas hacia la derecha es un indicador positivo en relación a la posibilidad de evolución en el futuro. El árbol agitado por el viento sugiere impresión de derrumbe, con pérdida de vitalidad, se deshoja. El tronco representa la fuerza del yo y las heridas en él; muestra que un segmento de su personalidad está fuera de control y que es potencialmente auto-destructivo. La Gestalt conservada nos habla de una estructura neurótica de base.

Esta paciente oscila entre largos períodos de ayuno y abstinencia a la utilización de purgas y vómitos cuando ingiere alimentos sólidos. Consume sustancias y alcohol los fines de semana, por lo que hace ayunos prolongados por la ingesta de calorías extras en la bebida. Llegó a un peso crítico por lo cual se le indicó internación domiciliaria hasta su estabilización. Su familia tiene una actitud pasiva ante la enfermedad y si bien no ofrecen resistencia, tampoco colaboran con el tratamiento, ni tienen conciencia de la gravedad del caso. Es una paciente sin conciencia de enfermedad, reconoce sus rasgos obsesivos en relación a la alimentación, pero dice estar muy conforme con su cuerpo con un IMC (índice de masa corporal) crítico. Es una paciente muy escindida de su cuerpo y de sus emociones y tiene una importante distorsión de su imagen corporal.

En conclusión, esta paciente muestra sentimientos de inseguridad, dependencia, baja autoestima y actitudes infantiles, resuelve su conflictiva evadiendo o huyendo a la fantasía y presenta sentimientos autodestructivos. Tiene dificultades para relacionarse tanto con el afuera, como con su familia. Presenta impulsividad, conductas desafiantes y negativistas, tiene mucha dificultad para aceptar que está enferma, su pensamiento es dicotómico (todo o nada). Hay indicadores de depresión con inadaptación y necesidad de seguridad compensatoria. Presenta ansiedad culpógena y rasgos obsesivos. Tiene personalidad infantil en su accionar, reacciones y funcionar.

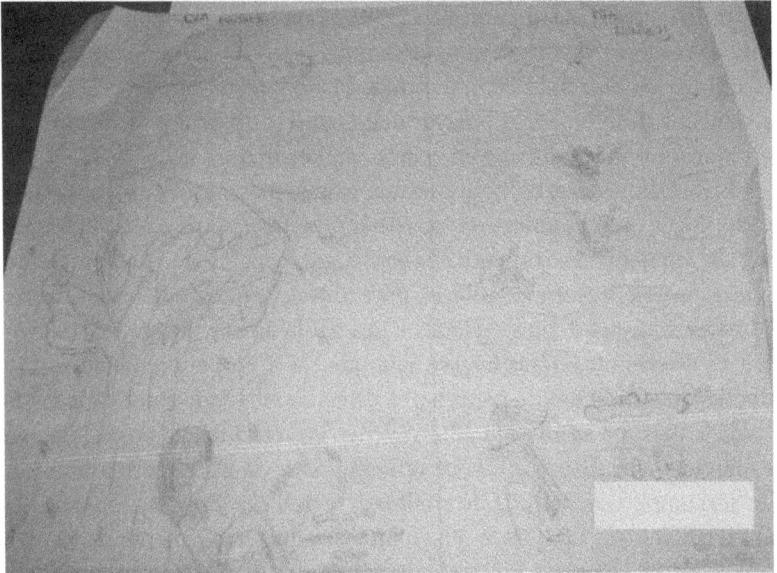

PACIENTE N° 7

La falta de movimiento, lo estático de la producción, muestra la inflexibilidad de las ideas de la paciente y el pensamiento dicotómico (todo-nada). Plasma en su trabajo tres espacios: en el izquierdo coloca un corazón tridimensional en masa roja todo punteado (con agujeritos), una boca sonriente que muestra los dientes, a su familia, amigos y a su vida; su nombre y parte su apellido, también comida, flores y frutas. El emplazamiento de la mayoría de los elementos del collage muestra un aspecto cargado y regresivo de su personalidad y sugiere impulsividad, búsqueda de satisfacción inmediata de impulsos y necesidades emocionales. Hay referencias a la vida (alimentos, afectos y flores) y los afectos en la parte más regresiva de su trabajo. Ella escribe su nombre, sus amigos y su familia en esta parte, más cargada del espacio, que evidentemente quedaron en el atrás; los aspectos que representan contención, seguridad y sus fortalezas quedan en el tiempo pasado.

La boca tiene un significado simbólico de importante función nutricia, indudablemente afectada, aunque esta parte del dibujo es una boca sonriente, que indicaría alegría pero también hace referencia a la etapa oral-agresivo-sádico a través de los dientes. De la boca sale la palabra del mundo interno para comunicar, amar, destruir, dominar; y de esta boca pareciera asomar solo la agresividad, ya que esos dientes funcionan simbólicamente a modo de candado que impide expresar y comunicar, lo cual nos habla de agresividad vuelta hacia sí misma.

En el centro de la hoja aparece lo que representa su seguridad actual. Arriba corresponde a la ideación, fantasía, mundo de las ideas. En dicho espacio encontramos el ingreso a un cementerio, con una escalera mecánica que, sin necesidad de caminar por su propio impulso, la lleva a través de una cinta, colocándola en una actitud pasiva ante la muerte. En esta parte del collage, escribe con signos de pregunta: "¿Qué recuerdos quiero dejar?". ¿Se refiere a su paso por la vida o a los recuerdos que quiere dejar atrás, a lo que anhela olvidar? Desde la utilización simbólica del espacio, lo que deja atrás es sus fortalezas y afectos, a ella misma. Parte de su apellido, signo de filiación, también está escrita en la zona del ingreso al cementerio.

En la parte derecha de la hoja, representante del porvenir, del futuro, la paciente escribe hacia abajo del lado derecho con línea curva ascendente, "perder parte de mi vida", y pegó una imagen de un living iluminado con una ventana abierta. El empleo de esta parte de la hoja en blanco, representa control intelectual e introversión. En el margen superior derecho, plasmó unos ojos con expresión de asombro, con una órbita grande lo cual indica sentimientos de ambivalencia, de querer y no querer a la vez como también de escape a la fantasía. Los ojos permiten el ingreso del mundo externo; abrir los ojos es tomar conciencia. Los ojos penetrantes, muy grandes, con la mirada fija, reflejan un afuera amenazante, que indica posibles rasgos paranoides de personalidad. Un poco por debajo de los ojos y desintegrando la Gestalt del rostro, hay una boca inclinada con las comisuras hacia abajo, que denotan expresión de insatisfacción. Nuevamente en el porvenir, la expresión de los ojos llorando y la boca, muestran una visión oscura del futuro. Los detalles en los ojos y en la boca dentada, señalan una personalidad con rasgos obsesivos.

En general el dibujo está por debajo de línea media horizontal reflejando sentimientos de inseguridad, desadaptación, depresión. El camino que une figuras desde el final de la hoja revela necesidad de sostén, temor a la acción independiente y falta de seguridad. Parecieran las ramas desnudas de un árbol más que un camino. Ella lo describe como un camino que une distintas situaciones. Posiblemente el camino simbolice su vida, en tres momentos fuertes que ella identifica.

Esta paciente, tiene un cuadro TCA muy severo, que fluctúa entre la AN y la BN. Tiene conciencia de enfermedad, pero manifiesta no importarle; a juzgar por su producción también es consciente de su gravedad y riesgo de muerte. Paciente con conductas negativistas, desafiantes, baja tolerancia a la frustración, con graves dificultades para expresar su mundo interior; está muy disociada de sus emociones y sentimientos. En relación al cuerpo, lo considera como algo externo a su persona, presenta fuertes sentimientos de autoagresión totalmente naturalizados, se induce vómitos hasta el sangrado de su esófago, manifestando que ante los primero vómitos de sangre se asustaba, pero luego se acostumbró. Es una persona que permanentemente boicotea su propia vida y el tratamiento. Está con medicación psiquiátrica, pero es resistente a la misma. Implementa todo tipo de estrategias para evitarla. Paciente con osteoporosis, hipo-potasemia, con estrictos controles médicos, nutricionales y terapéuticos.

En conclusión, esta paciente manifiesta conductas infantiles, auto-agresivas, tiene dificultades para relacionarse, aislada de su vida social. Percibe el afuera con ansiedad persecutoria. Se observa un pensamiento dicotómico, conductas obsesivas, con ideación suicida. Hay una fuerte impulsividad y búsqueda de satisfacción inmediata de impulsos y necesidades emocionales. Pulsión de muerte manifiesta. Los aspectos que representan contención, seguridad y sus fortalezas quedan en el tiempo pasado, con un presente y futuro sombrío y relacionado con la muerte. La función nutricia para ella representa agresividad. No puede expresar su

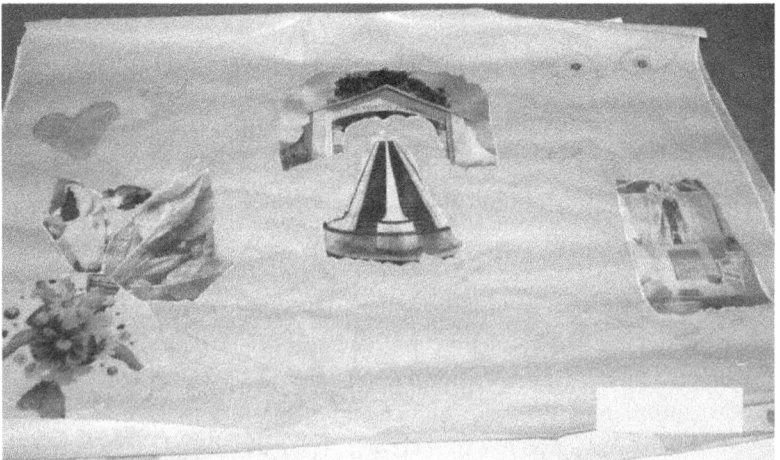

mundo interno más que a través de conductas auto-destructivas. Es una paciente escindida de su cuerpo y de sus emociones, con mucha dificultad para ponerle palabras a sus sentimientos. Reservada, insegura, con muchas necesidad de apoyo y sostén.

PACIENTE N° 8

En la presente producción se observa un cúmulo de elementos desparramados por todo el espacio gráfico ofrecido, pero que da la sensación de no llegar a formar un todo real, con sentido alguno, sino que sería una sumatoria de elementos que no se sabe a dónde llevaría. A lo mejor ésta es la sensación de "caos" que tendría la paciente que le dificultaría armar una producción con una Gestalt determinada, concreta, con sentido alguno. No obstante, en la distribución de los elementos se aprecia un corte ficticio, separando dos sentimientos contrapuestos: felicidad-tristeza. Ahora bien, estos sentimientos se dan a entender, porque ninguno de los dos está escrito del todo, lo que daría la sensación de deseo, de futuro, hacia ellos.

A su vez, manifiesta dificultades para representar tales emociones; a la tristeza la representa con lluvia con gotas que simularían lágrimas a las que nada puede parar, ni un paraguas. Incluso, da la sensación que dichas lágrimas salen de bocas que intentan estar cerradas o parchadas para no abrirse. Mientras que a la felicidad la expone de una manera tan abstracta que a lo mejor no puede representarla o relacionarla con algo específico y concreto, posible de dibujar.

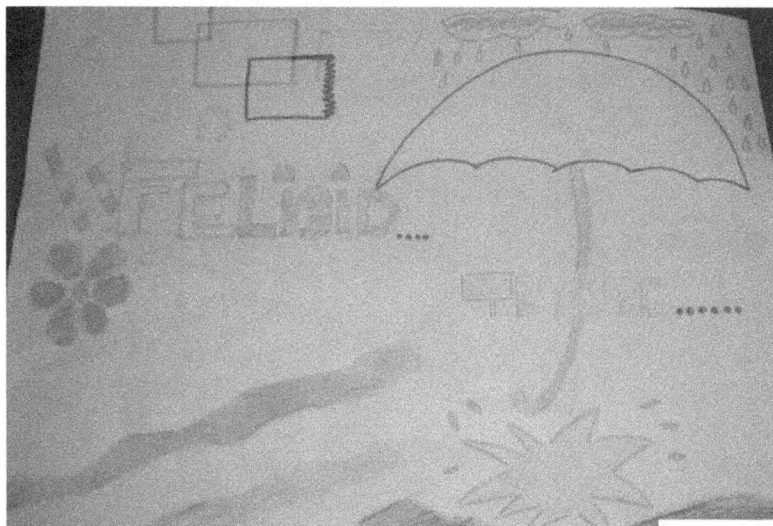

PACIENTE Nº 9

Mayor ocupación de espacio en zona regresiva de la hoja. Revela impulsividad, búsqueda de satisfacción inmediata de impulsos y necesidades emocionales.

Las líneas curvas interrumpidas caracterizan a individuos lentos e indecisos. Los trazos muy cortos y abocetados revelen ansiedad e inseguridad. El trazo constreñido refleja a una persona tensa, apartada y coartada. El sombreado indica ansiedad. Utiliza colores que dan seguridad: azul, verde y violeta. La dirección del trazo con preferencia horizontal revela debilidad, femineidad, vida y fantasía. El trazo de la derecha hacia la izquierda se vincula con introversión y retraimiento. Hay signos de evasión a la solicitud de un collage, ella dice: "No se me ocurre nada. ¿Puedo hace otra cosa?".

Según Buck (citado en: Hammer, 2016) el violeta es color predilecto de los paranoides y considera que el uso considerable de ese color indica presencia de fuertes impulsos hacia la búsqueda de control.

Paciente introvertida, insegura con diagnóstico de BN; presenta ansiedad e impulsividad importantes. Con muchas dificultades para manifestar sus emociones, sentimientos, y su mundo interno. Afecta a la pintura y fotografía. Medicada con anti-impulsivos durante una etapa de muchos vómitos e hipo-potasemia. Luego de un año y medio de tratamiento tuvo una buena evolución, y continuando medicada, sufrió una descompensación cardio-respiratorio que le provocó la muerte.

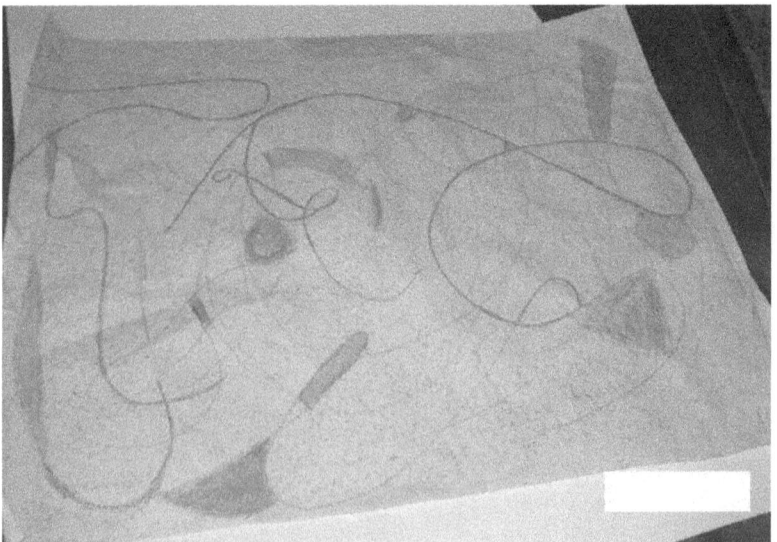

PACIENTE Nº 10

En general utiliza tres espacios diferenciados de la hoja. La parte izquierda, que representaría regresión, es menos utilizada que la parte del medio y derecha de la hoja en blanco. En el plano izquierdo no se observan espacios en blanco: hay un sol muy grande, cuyos rayos se proyectan hasta el suelo. En general desde la mitad hacia la izquierda de la hoja se observa mayor claridad, iluminación, colores cálidos llenos de vida; mientras que a la derecha la apariencia es sombría, oscura, depresiva. La parte regresiva del dibujo es positiva, mientras que llega al centro de la hoja, en donde ella se siente segura, muestra un corazón divido en colores claros y oscuros con una figura humana en palotes color negra, con expresión de angustia. La persona muestra claramente estar al medio de un sentimiento antagónico. Se observa dicotomía en su sentir. La parte izquierda de la hoja impresiona positiva, y la derecha apesadumbrada, depresiva. En el lado izquierdo el espacio aparece más cargado, hay flores y mariposas, las más cercanas al sol con colores, y las de abajo en color negro. Los colores que utiliza en esta parte son más audaces (naranja amarillos, rosa y rojo).

Cuando utiliza la parte de arriba de la hoja, simbólicamente refiere al mundo de las ideas, idealismo, fantasía, lo bueno, lo positivo. Fugarse del ambiente hacia lo alto, en el estado de ánimo o en los valores. Buscar satisfacciones en la fantasía. Es una paciente que busca mantenerse distante. En tanto la zona superior e izquierda de la hoja representa una zona de la pasividad. Mientras que aquellas la zona de arriba a la derecha (con colores oscuros, flores hacia abajo, peces hundidos en el fondo) representa la zona de contienda con la vida.

El dibujo por debajo de línea media horizontal muestra inseguridad, desadaptación, depresión; en relación a la utilización del borde inferior de la hoja, como línea base revelan necesidad de sostén, temor a la acción personalidad dependiente y falta de seguridad. El abajo simboliza lo malo, lo negativo, la tierra, lo concreto. Es típico de dibujos depresivos. Posiblemente por su astenia no realiza movimientos con amplitud, como para alcanzar partes más alejadas de la hoja, o del propio cuerpo.

Vemos también mecanismos regresivos en el dibujo, en el incremento y exacerbación progresiva de control obsesivo, que se observa en el reforzamiento del trazo (corazón, mariposas, flores, el dibujo de la persona llorando en palotes y en su nombre escrito), sobre-detallismo, unido a un mayor empobrecimiento y confusión del objeto logrado. Hay pérdidas de equilibrio en las flores a la derecha, cayéndose y sin verticalidad.

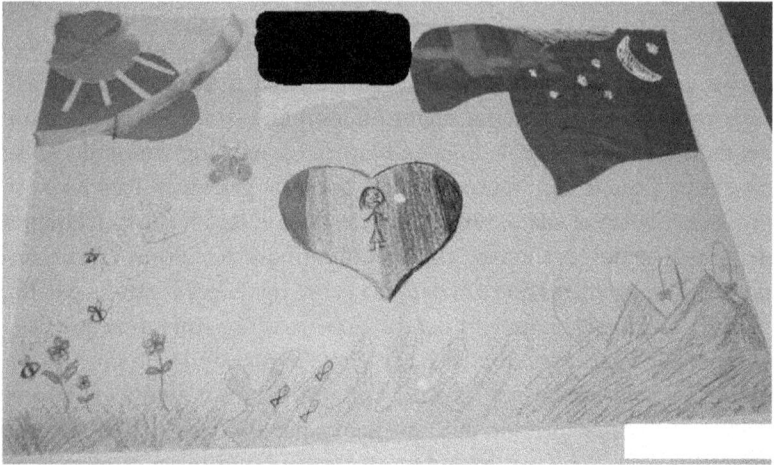

El detallismo excesivo es indicador de conductas obsesivas. En cuanto al trazo, es posible ver inseguridad, falta de energía, una pobre diferenciación y conexión entre mundo interno-mundo externo. En general la gama de rojos y amarillos constituye una forma espontánea de expresión, mientras que los colores azules y verdes son representativos de un comportamiento controlado. El uso del negro y del marrón es característico de los estados de inhibición, represión y posiblemente regresión. La exageración del amarillo expresa hostilidad y agresión. El amarillo es el color preferido de los niños pequeños cuando comienzan a dibujar, lo que nos sugiere conductas infantiles.

El trazo de derecha hacia izquierda se vincula con introversión y retraimiento. Cuando el trazo es de izquierda a derecha revela extraversión, y la necesidad de apoyo. Ambos trazos incluso superpuestos se encuentran en esta producción. Las figuras abstractas o figuras de palotes deben interpretarse como signos de evasión, característico de individuos inseguros de sí mismos.

Esta paciente tiene trece años e ingresó a tratamiento junto con su hermana de quince. Tienen una hermana mayor, que vive en otra provincia, y padece Bulimia. La madre de esta paciente también presenta TCA. Con la hermana que ingresó a tratamiento tiene una relación simbiótica. Tiene conductas muy inferiores a su edad cronológica, de dependencia; es muy insegura, con escasas posibilidades de hablar de sus sentimientos, sus sensaciones corporales. Es una paciente muy introvertida, y aislada dentro de su familia y del grupo de pares. Cuida permanentemente a su hermana mayor.

En conclusión, la paciente muestra en su producción introversión, dependencia, depresión, dificultades para hablar de su mundo interno, como también para establecer contacto con el mundo externo. Son importantes las características regresivas observables en el collage. Es una paciente con inseguridad, necesidad de apoyo, excesivo control sobre su entorno y sobre sí misma. Se proyecta el pensamiento dicotómico de todo o nada: día-noche, sol-luna, vitalidad-depresión… Tiene dificultades de contacto con sus sentimientos, emociones y falta de registro de su cuerpo, de las sensaciones.

Nº DE PACIENTE	ESPACIO	TEMA	DIBUJO
Paciente Nº1	Uso predominante del espacio izquierdo, superior e inferior. Poca utilización de la zona central del papel.	No hay un tema puntual. Se aprecia fragmentación de elementos.	
Paciente Nº2	Hay un predominio en el uso del espacio central con proyección hacia el extremo superior derecho.	No hay un tema central, pero se aprecian ciertas tendencias infantiles.	Si bien hay una preponderancia de elementos recortados, se visualizan dibujos a mano alzada: flores y un corazón.
Paciente Nº3	Podemos observar bloques de dibujos repartidos por los tres espacios: izquierdo-centro-derecho, con predominio del plano superior.	Hay una contra-posición de temáticas: por un lado amor, pero por el otro dolor, sangre, vómito.	Predominio de dibujos con Gestalt definida y acorde al objeto real.
Paciente Nº4	Se aprecia una división bien concreta del mismo, representando el antes y el después. Centro e izquierdo más cargado.	Está bien definido y diferenciada la vida y la muerte.	Más que dibujo hay un coloreado de figuras esbozadas por un trazo impulsivo, inquietante.
Paciente Nº5	Mayor uso del espacio izquierdo y de la parte central del papel.	La temática que se aprecia es el enamoramiento: el amor.	Hay un dibujo central de una pareja, carente de detalles, rasgos. Está todo sombreado.
Paciente Nº6	Cuatro márgenes, a predominio inferior. Ocupado mayormente Izquierdo y abajo. Buenas dimensiones: mayor dimensión en margen izquierda, y menor a la derecha. Más personas y elementos a la derecha. Figuras únicas a la izquierda.	Día triste-día feliz.	En lápiz. Ella izq. y familia a la der. Monocromático.
Paciente Nº7	Izquierdo. Medio. Derecho.	Comida. Cementerio, y escalera shopping.	Comida y rama de camino a la izquierda. Centro camino que se divide en tres y cementerio. Derecha rama de camino y habitación iluminada.
Paciente Nº8	Hay un uso total del espacio gráfico. Pero se identifica una división ficticia. Todo el peso está a la derecha del dibujo.	La temática abordada sería la felicidad y la tristeza como dos emociones contrapuestas.	Cantidad de dibujo sin relación aparente, cuya sumatoria haga a la Gestalt.
Paciente Nº9	Izquierdo más ocupado, expansivo, saliendo de los márgenes. Orientación derecha-izquierda.	Evade.	Evade.
Paciente Nº10	Izquierda, calidez, vida. Orientación líneas de derecha a izquierda. Izquierda positivo. Derecha lúgubre.	Afecto, amor. Los opuestos, día-noche, vida-muerte.	Corazón, agua, peces, flores, mariposas, una persona triste, con negro reforzado.

Nº DE PACIENTE	REFERENCIA CORPORAL	REFERENCIA EMOCIONAL	REFERENCIA SENSACIONES
Paciente Nº1	No hay pero en los recortes hay un predominio de partes de la cabeza: ojos, boca, nariz, orejas.		
Paciente Nº2		La presencia del corazón podría hacernos pensar en cierto enamoramiento.	
Paciente Nº3	Hay una referencia corporal representada por un corazón herido y por una postura corporal bien definida con respecto a la acción.	Escapar, llorar, gritos.	Queda implícita una sensación de dolor, sufrimiento.
Paciente Nº4	Hay una anulación de la mirada.	Relacionaría el florecer con la vida con la madre Mientras que a la muerte la asocia con la falta de la madre.	No habría un término medio. Es todo o es nada.
Paciente Nº5	Se observa la presencia de un gran ojo, que todo mira. Corazón.	No lo expresa, pero se podría deducir que es el amor.	Ansiedad.
Paciente Nº6	Cuerpos ocultos. En ella omisión manos y pies; la cabeza y cuello resaltada.	Triste. Noche oscura. Nada. Gula.	Soledad en noche oscura.
Paciente Nº7	Corazón en masa rojo con punteado y vaciado en lápiz negro. Boca sonriente y hacia abajo. Dientes. Ojos asombro, lágrimas.	Llanto. Sufrimiento.	
Paciente Nº8	En el dibujo de las nubes se podría apreciar forma de bocas/ojos que lloran.	Expresa de un lado felicidad y del otro, tristeza. Mayor peso depresivo.	Agresividad.
Paciente Nº9	Ninguna	Ninguna	Ninguna
Paciente Nº10	DFH palote.	Simbólicas, angustia, ansiedad.	Ninguna. Explicita.

2.6. Análisis de los resultados

En líneas generales podemos notar en los croquis del cuerpo que el tamaño de los dibujos suele ser pequeño, aludiendo claramente a la baja autoestima de las pacientes. El trazo es predominantemente inestable y largo de derecha a izquierda, pero aparecen menos producciones con trazo débil, corto, fuerte, siendo indicadores de la personalidad.

Varias de las producciones de figuras humanas omiten manos, orejas, ojos y rostro. Estos simbolizan órganos de los sentidos, al igual que las manos, la posibilidad de conexión, de comunicación y relación del mundo interno y del mundo externo.

Hay dos dibujos infantiles, con palotes, que indican conductas evasivas. Aún en ellos se ven cambios positivos entre el antes y el después del trabajo corporal, como la expresión del rostro, apertura, asimetría, menor rigidez y movimiento.

Después del trabajo corporal se registraron, en la producción gráfica, indicios significativos:

- Se observaron cambios positivos en el registro del cuerpo en los dibujos del antes y el después del trabajo corporal, aun en los expresados en dibujos evasivos con palotes.
- En algunos aparecieron órganos de los sentidos que no estaban en el primer dibujo. Esto simboliza una apertura a la comunicación entre su mundo interno y el mundo externo.
- En los segundos dibujos hay menos estaticidad que en el primero.
- La postura no cambia en general, pero sí disminuye la tensión en la producción posterior a la vivencia corporal.
- En el después, la expresión del rostro es de mayor distención como así también la impresión que transmite el cuerpo en general.
- Hay un aumento de detalles importantes como son, las manos y órganos de los sentidos que simbólicamente representan la capacidad de relacionar su mundo interno con el mundo externo.
- Las omisiones de partes del cuerpo disminuyen; sólo tres pacientes omiten las manos en el segundo dibujo, coincidiendo con el diagnóstico de BN. Posiblemente la omisión de las manos (con las que en los inicios generalmente se provocan los vómitos), tenga relación con ocultar el sentimiento de culpa que les genera utilizarlas en contra de ellas mismas.
- El segundo dibujo siempre sigue ocupando el mismo emplazamiento en el espacio que el primero, y el tamaño sigue similar; en escasa cantidad disminuye el tamaño y en uno solo aumenta. Mientras que las

formas corporales en general, guardan mayor relación con el cuerpo observable en el dibujo del después del trabajo corporal, mientras que en el primer dibujo muestran mayor distorsión corporal, vivencias irreales con respecto a las formas y tamaños de los segmentos corporales. Lo cual implica que el trabajo corporal acerca a las pacientes, a una vivencia más apropiada y real de su cuerpo.

- El reforzamiento del límite corporal disminuye en la cabeza y los pies. Permanece sin mayores cambios en el cuello. Esto indicaría que al lograr una disminución del tono corporal disminuye los sentimientos negativos respecto al cuerpo, como por ejemplo la necesidad del control intelectual de su cuerpo y del mundo que las rodea.

- En los dibujos de figuras humanas llaman la atención la expresión y reforzamiento de los ojos, cuello, boca. Los ojos guardan relación a la vivencia persecutoria que tienen las pacientes de sentirse observadas (por ellas mismas o por el afuera), y por actitud de control permanente; en este caso manifestado en los ojos y la posibilidad de ellos de dejar ingresar el mundo exterior por este sentido. El cuello, lugar de nexo entre el pensamiento y la acción ejecutada por el centro de acción (miembros superiores e inferiores), representa la necesidad obsesiva de control del propio cuerpo y del mundo circundante. Y la boca, relacionada con la función nutricia y con la posibilidad de incorporar la vida y/o rechazarla y expulsar.

- En relación con el trazo de los dibujos, en los dibujos posteriores al trabajo corporal se observa notablemente desdibujado, entrecortardo, con varios intentos de establecer límites corporales. Al existir una percepción diferente, se plasma en el dibujo. Esto sería un indicador de inestabilidad, de labilidad, de ansiedad, que les genera una vivencia diferente del cuerpo, que contrasta con la imagen distorsionada que ellas poseen. Así se explicaría el límite borroso del cuerpo como un indicador positivo, ya que al activar los receptores interoceptivos y exteroceptivos hay un reajuste del esquema y de la imagen del cuerpo. Esta vivencia en un contexto positivo, si bien les genera ansiedad también les moviliza sus ideas rígidas de su cuerpo. Si pueden percibir el cuerpo desde otro registro, eso significa que la realidad también puede percibirse de otra manera.

- Las sensaciones verbalizadas o escritas implican un registro positivo del cuerpo: liviano, libertad, sin peso, relax, contenta, tranquila, bienestar. Angustia también es un sentimiento positivo, en este contexto, porque implica una conexión con su yo corporal, y una movilización de esquemas rígidos, que lógicamente genera angustia por lo desconocido, por lo nuevo. Además la angustia tiene un signo de interrogación y la ubica espacialmente en la cabeza, en la generadora de ideas por excelencia.

- Aparecen en los collage elementos corporales que se repiten, pese a que cada paciente eligió y se ubicó en un espacio de la sala propio e individual: corazones, ojos, bocas, sangre. Los corazones tienen intima relación desde la interpretación popular con el órgano por excelencia de las emociones, de los sentimientos, que en estas pacientes está bastante negado. Quizá sean una manifestación poco sublimada y simbolizada de la necesidad y deseo oculto de expresar sus emociones. Los ojos y boca ya se mencionaron anteriormente. Y el nuevo elemento que irrumpe es la sangre (que cae del corazón, o debajo de un inodoro donde una joven vomita), refiere claramente a las pulsiones de muerte, de autodestrucción, al tánatos y a la fantasía de muerte en un intento de controlar la vida. Coinciden estas expresiones, en pacientes que se provocan vómitos hasta sangrar y también en pacientes con antecedentes de autoagresiones (cortes).
- En la mayoría de las producciones gráficas (dibujos y collage) encontramos mayor peso en el espacio gráfico del lado izquierdo de la hoja, lo cual muestra un modalidad regresiva de afrontar sus conflictos y de activación de las defensas. Indicaría excesivo retraimiento, y simbólicamente representa lo inconsciente, lo materno, o conductas impulsivas.
- En los collage se observa el espacio gráfico dividido en dos o tres sectores; los que están divididos el espacio en dos, les corresponde a la zona izquierda de la hoja lo positivo (felicidad, la vida). En la zona derecha de la hoja es negativo: tristeza, muerte, llanto, cosas, relaciones, anhelos que perdieron.
- En algunos de los collage se muestran figuras que se unen al final de la hoja (árbol, persona sentada en la suelo representado por el borde inferior de la hoja, etc.) que, como vimos anteriormente, revelan la necesidad de sostén, temor a la acción, personalidad dependiente y falta de seguridad.
- Muchos de los collages, muestran escasa capacidad de simbolización. Expresan literalmente el drama de su vida: la comida, el vómito en un inodoro, las vivencias de muerte, tristeza, depresión, los elementos que las conectan con la vida. Uno de los collage, presenta fragmentos en un intento de restitución. En estas partes, se observan trozos de cuerpos pero todos desintegrados. Esta paciente fue derivada en ese momento a un psico-diagnóstico, luego del seguimiento de psiquiatría y medicación durante un lapso de tiempo por su sintomatología depresiva.
- Objetos que aparecen y se repiten en los collage son flores, agua, peces mariposas, soles (visibles o semi cubiertos por nubes). En general todos

se muestran o florecidos y moribundos. Nuevamente la alusión a la vida y a la muerte, y repitiendo la misma forma de utilizar el espacio: a la izquierda lo positivo lo bueno: mariposas, colores cálidos, flores abiertas, sol radiante, peces en el agua (elemento regresivo), corazones rojos. Y a la derecha lo malo lo negativo, montañas secas marrones, flores marchitas, y otros indicadores de agresividad y depresión. La lectura desde lo simbólico implica que estas pacientes permanecen en el tiempo pasado, con actitudes infantiles, con serias dificultades para verse y proyectarse en el futuro, temor a crecer, a independizarse de sus familias, a individuarse de la figura materna, a afrontar sus propias vidas con los éxitos y fracasos que implica el crecimiento y la maduración.

En la actividad de conciencia ósea, sistema de sostén, las pacientes vertieron por escrito interesantes registros del cuerpo, de las sensaciones y pudieron relacionar otros aspectos de su persona que comparten con las vivencias y representaciones que tienen del esqueleto. Ninguna de las pacientes pudo, por sí misma, reconocer el sistema óseo, como estructura de sostén, sobre la que se construye la verticalidad. Es una de las actividades que les permitió mayor registro del cuerpo, aunque las movilizó.

Con todos estos datos empíricos, vivenciados, observados, recolectados es desde donde nosotras nos anclamos para fundamentar y definir el aporte que la Psicomotricidad, como práctica, aporta al trabajo interdisciplinario en los equipos interdisciplinarios que abordan los Trastornos de la Conducta Alimentaria.

CAPÍTULO IV

Puntos de encuentro entre la teoría y la práctica

1. Conclusiones generales

En base al análisis de los datos obtenidos a partir del trabajo vivencial en el taller corporal, hemos contrastado los siguientes ítems: la co-existencia de trastornos psiquiátricos, la forma de abordaje desde cada disciplina, las consideraciones personales de cada profesional, la presencia o ausencia de cambios desde la implementación de la Psicomotricidad en el tratamiento; la relación con el cuerpo, la postura, la actitud, el registro de sensaciones, las omisiones de partes de cuerpo, el espacio utilizado en la actividad corporal, la utilización del espacio y del espacio gráfico, y puntos en común con algún trastorno psicomotor. Dentro de la producción grá-fica, se comparó el tamaño de las producciones, el trazo, el reforzamiento, presencia o ausencia de detalles y características de rasgos faciales.

La importancia de esta investigación radica en que son escasos los antecedentes publicados de seguimiento de pacientes con TCA desde la intervención psicomotriz, como también las Psicomotricistas que traba-jan en esta patología. A partir de ello, estos datos pueden orientar para la inclusión de la Psicomotricidad en los equipos interdisciplinarios que abordan los TCA y fundamentalmente en la prevención como posible factor protector en el tratamiento.

Se encontró que el tono muscular es alto, con contracturas gene-ralizadas, a predominio de cuello y espalda (parte dorsal y cervical). Las contracturas musculares son verdaderas corazas palpables al tacto y evidentes en la melodía cinética de las pacientes. La médica clínica, refirió mareos y cefaleas, que podrían guardar alguna relación con las contracturas de cuello y espalda. Las contracturas en la espalda superior tienen correlación con la capacidad de expresar amor, odio reprimido, ambición, logros truncados, acciones pendientes de realización, necesi-dad de estar sostenido (Myss, 2000).

El tono alto, es producto de tensiones emocionales originadas en la búsqueda y afán del control del cuerpo y del entorno. En palabras de

H. Wallon, tono y emoción son dos caras de la misma moneda y esto queda expresado en la acumulación de tensiones en forma de corazas musculares que obstaculiza el contacto con el cuerpo, modifica la postura, la actitud y altera las sensaciones propioceptivas y exteroceptivas, afectando el esquema e imagen corporal y a la relación y vínculo con los otros, el entorno y el medio.

El estado tónico de alerta exacerbada, generada por la actitud de hiper-control, incide en la disponibilidad corporal y en el registro del propio cuerpo. Esto coincide con lo expresado por la eutonista Ruth Nejter cuando dice:

> Las tensiones emocionales que produce la exigencia sobre el propio cuerpo, se instalan en la musculatura en forma de contracturas dolorosas, estructurándose en bloqueos musculares que obstruyen el fluir energético debilitando las sensaciones y rigidizando el cuerpo... Las pacientes anoréxicas y bulímicas se acorazan para evitar, sentir, producen un corte energético a nivel de la garganta disociando la cabeza del resto del cuerpo... Los cuerpos anoréxicos retienen a través de la hipertonía el control omnipotente que ejercen consigo mismo y con lo que los rodea... (1996: 105-106)

Dentro de lo contrastado en los datos, se deduce que la postura corporal es rígida, tensa, con paratonías, cerrada, a la defensiva del afuera, con escasa flexibilidad y falta de reconocimiento de lo que le está pasando a su cuerpo; por ende tampoco pueden hablar del mismo. Se muestran retraídas, en el caso de las pacientes anoréxicas y en las pacientes bulímicas adoptan una postura más desinhibida. Lo observado en los dibujos, también corrobora lo mencionado por los profesionales.

Las pacientes tienen una importante dificultad en poder relajarse (les cuesta "soltar el control del cuerpo") y en el reconocimiento y diferenciación de tipos de respiraciones. La posibilidad de respirar y relajar, favorece la expresión y liberación de emociones.

Por ello el tono es normal ascendido, o alto (sin hablar de hipertonía), están hiper-vigilantes, expectantes, a la defensiva del afuera. El aumento de tono tiene que ver con la actitud de control y omnipotencia en relación al cuerpo. La función tónica es base del movimiento y es expresión de fluctuaciones emocionales como así también de la toma de contacto con el otro. Su función primitiva es de comunicación social, sostiene H. Wallon. El movimiento voluntario lleva su carga emocional, su estilo, su personalidad y es percibido como mensaje afectivo más allá de la significación intencional del gesto: "diálogo *tónico*" (De Ajuriaguerra, 1977).

Todo estímulo interno o externo tiene respuesta en el tono muscular; toda variación tónica influye a nivel de la respiración bloqueando el diafragma, disminuyendo la propioceptividad y dificultando la percepción de las emociones. A las personas con TCA les cuesta identificar las emociones y expresarlas. Coincidiendo con Guareschi y Varela Rezzano, tienen Alexitimia:

> ...dificultad para reconocer, distinguir y expresar emociones y sensaciones... Les cuesta percibir y discriminar lo relacionado a su mundo interno, están tristes y desconocen la razón, confunden tristeza con enojo, no pueden expresar lo que sienten o no se lo permiten, no logran disfrutar momentos agradables, ni tampoco reconocer sus logros... La mayoría de las veces se extiende también al ámbito alimentario, no pudiendo reconocer el hambre y la saciedad... (2006: 28-30)

La vivencia del cuerpo de las pacientes con TCA tiene relación con su estilo cognitivo, caracterizado por el pensamiento dicotómico ("todo o nada"). Esto es observable en la temática de los collage, como así también la escasa posibilidad de simbolizar sus vivencias; son concretas y no hay rodeos al momento de la producción artística. Se trata de un pensamiento absoluto y extremista en todos los aspectos de su vida (trabajo, estudio, relaciones), pero por sobre todo en torno a la alimentación y en relación al cuerpo (día triste-día feliz, alimento "bueno"-alimento "malo", vida-muerte). Otra característica del pensamiento es la abstracción selectiva, es decir, las pacientes se centran únicamente en los aspectos negativos, por ejemplo en su cuerpo, sin tener en cuenta lo positivo del mismo; relacionado a ésta se presenta la magnificación de las consecuencias negativas y el pensamiento catastrófico. Frecuentemente rigen su vida de acuerdo a "debería" (hacer actividad física, dieta…). Esto se denomina absolutismo.

Las pacientes con TCA tienen una concepción del cuerpo y de la realidad polarizada, así como es su pensamiento. En este mundo de todo o nada, no hay vivencias intermedias. Por ello, tener una percepción distinta del cuerpo a través de la intervención psicomotriz significa que hay otra forma posible. Y esto siembra la duda, en un mundo de certezas creado por sus propias concepciones segurizantes pero autodestructivas.

Otra particularidad son las ideas de auto-referencia, que se manifiestan en la atribución de un significado personal, generalmente negativo, a determinados hechos. Además, suelen presentar obsesión por un mismo tema, situación o dificultad.

> Son ideas no deseadas, insistentes, repetitivas, que reconocen como propias y sin embargo repudian por molestas, se le imponen a pesar de sí mismos. Estos comportamientos saben estar asociados a una conducta compulsiva. En estos pacientes en general la mayoría de sus pensamientos giran en torno a la comida y a la figura corporal. (Guareschi y Varela Rezzano, 2006: 30)

Las personas con TCA tienen problemas en cómo representan, evalúan y viven su cuerpo. El cuerpo se ha convertido en el valor más importante que tienen como personas, por lo que su autovaloración depende del peso.

No aceptan su cuerpo, lo niegan y sienten necesidad de cambiarlo como una responsabilidad de su parte, y de la cual depende gran parte de su valoración personal, de su autoestima. Son extremadamente autoexigentes. Vivencian desprecio por su cuerpo, como si fuera un objeto extraño a ellas. Persiguen "tener un cuerpo idealizado", y no consiguen dimensionar que son en su cuerpo. Esto es acompañado por distorsión de la imagen corporal y por alteración de la percepción del peso y la silueta; exageración de su importancia en la autoevaluación o negación del peligro que comporta el bajo peso.

La insatisfacción corporal puede estar relacionada al cuerpo en general o a una parte del mismo. El bloqueo tónico emocional que vivencian obstaculiza la posibilidad de hablar del cuerpo, de ponerle palabras, de contactarlo a través de sensaciones ajustadas a la realidad. Con frecuencia les cuesta referir valores positivos a su cuerpo.

La producción gráfica en el grupo examinado indica que existen zonas de conflicto propias de cada paciente, dependientes de sus experiencias corporales previas, de su historia y de su particularidad; pero también coincide en las pacientes el vínculo conflictivo con determinadas partes corporales –como cintura, tronco, muslos–, posiblemente por no aceptación y disgusto.

En los dibujos vemos coincidencias de remarcado y sombreado en las siguientes partes: hombros, cabeza, cuello, pies. El cuello representa la necesidad de mantener el control; es el puente entre la cabeza, centro de ideación, el centro de acción (miembros superiores) y centro motor (miembros inferiores); el cuello es el centro controlador por excelencia de pensamientos y emociones. Por él viajan las sensaciones hacia arriba y hacia abajo, para hacerse conscientes o para accionar. El cuello tiene una marcada inflexibilidad, no sólo en sentido físico sino en su correlato emocional y mental. Las tensiones y contracturas obstaculizan la movilidad física y mental. En el cuello se encuentra la laringe, que como órgano de fonación es lugar de soporte de cargas físicas, mentales y de las emociones no expresadas.

Las pacientes observadas tienen un pobre registro corporal: en relación al esquema corporal, hay dificultades en identificar y en nominar partes de su cuerpo (en general conflictivas) como así también en reconocer algunas articulaciones y sus respectivas posibilidades de movimiento. Según el CIE-10 (1982: 143), la insatisfacción corporal puede estar relacionada al cuerpo en general o a una parte del mismo, manifestándose en la dificultad en poner palabras a su corporalidad.

Los datos arrojados en los trabajos gráficos y vivenciales de las pacientes del taller muestran una asimetría en relación a los hemicuerpos, lo que explicaría la falta de vivencia de unidad corporal constituida a partir del eje corporal. Concordando con las observaciones de la Psmta. Débora Gribov, cuando expresa que: "es en el eje tónico-postural donde podríamos observar, en forma muy general, desajustes y/o dificultad en percibir y reconocer un eje que unifica y sostiene".

Muestran fallas en el proceso de separación-individuación. La individuación refiere a:

...la capacidad de auto-determinarse, autodefinirse, autoregularse, autoafirmarse, así como a la disposición de aceptar la responsabilidad de su propia conducta... Los pacientes con TCA suelen tener problemas en los procesos de separación-individuación. Esto implica dificultades en el funcionamiento autónomo, para asumir responsabilidades, poca tolerancia a la frustración, miedo a equivocarse, dificultades para establecer la identidad y separarse del núcleo familiar. (Guareschi y Varela Rezzano, 2006: 29)

Esto coincidiría con lo observado desde la construcción del cuerpo, en la dificultad en reconocer y percibir los límites corporales, repercutiendo en la diferenciación yo-no yo corporal.

Surge la pregunta: ¿qué clase de vínculo de apego han tenido las pacientes con TCA? El apego como primer vínculo es fundante y marca el modo de relación del sujeto durante su vida.

Según lo observado en las producciones corporales, la preferencia de posturas corporales sobre el suelo nos indicaría que el piso es un espacio que les da seguridad. Mientras que en propuestas donde deben soltar el peso del cuerpo en el grupo de compañeras, en señal de confianza en el otro, generan angustia, y movilizan tanto a algunas de ellas que se resisten a hacerlo.

Las pacientes con TCA durante el taller parecían tener similitudes o rasgos de la Inhibición Psicomotriz, sobre todo en la relación con su cuerpo, observable en sus posturas, en el bloqueo a nivel movilidad y disponibilidad corporal. No obstante muestran intención, deseo de producción, pero éste se ve truncado a nivel actitudinal. Según el trabajo de Ph. Bourgeois, en la interpretación del test de Roschach y la vivencia corporal de las anoréxicas, "...se desprende que presentan unos límites corporales desvaídos, mal definidos, frágiles, deformes, lo que las hace especialmente vulnerables; el resultado de ello es que los límites entre el mundo interior y exterior están mal definidos" (citado en: De Ajuriaguerra, 1977: 190). En algunos momentos y aspectos, se muestran como pacientes con inestabilidad psicomotriz, en etapas de hiperactividad, donde buscan hacer cantidad de actividad física para gastar calorías. Esto tiene su correlato con la inestabilidad emocional.

Ahora bien, considerando estos rasgos o indicadores corporales, vinculares, comunicacionales, que este grupo de pacientes manifiestan en sus producciones gráficas y durante su vivencia corporal de modo constante, nos hace considerar cuántos puntos en común tienen estos trastornos con la Inhibición Psicomotriz. Con esto no queremos decir que este grupo de pacientes presentan este cuadro psicomotriz, sino que manifiestan muchos rasgos similares, que nos hacen pensar en cierta correlación, como un trastorno secundario a los TCA.

En la Inhibición Psicomotriz se evidencia una reducción o detención del movimiento, lo que refleja muchas veces el miedo de estas personas a la interacción social y personal. Es decir, la persona se muestra tensa, pasiva y apática al realizar algunos movimientos que lo comprometan como individuo, de manera que va a preferir evitarlos. Las personas con TCA toman a la mirada del otro como algo amenazante, siendo ésta una temática recurrente en las producciones gráficas, de modo tal que intentan evitar toda posible exposición e incluso manifiestan muy poca confianza en los otros que conforman su grupo de interacción, dándose a ver esto en las dificultades que les provocaba llevar a cabo una actividad en grupo, como así también la puesta en común luego de la vivencia.

Otro rasgo de inhibición psicomotriz se refleja en la postura privi-legiada de este grupo de pacientes. Sabemos que la postura sirve para la preparación de un acto y puede ser la continuación de una serie de movimientos que conducen a un "estado". En ausencia de movimientos, la postura corresponderá a una estabilidad del cuerpo en una cierta posición. En el caso de las personas con AN o BN, la postura privilegiada, según lo observado en el campo, fue en posiciones decúbito sobre el suelo, espacio que les da seguridad, sostén, apoyo, permitiéndoles un mayor registro de los límites corporales, evitando así entrar en conflicto con la gravedad. En el caso de la Inhibición Psicomotriz, H. Wallon refiere en las personas con este trastorno psicomotriz: "...con mucha frecuencia, los gestos, el caminar, la posición misma llega a ser poco seguros" (citado en: Calmels, 2003: 76), situación que se observa y se hace evidente en el grupo de personas con TCA.

Al observar también la expresividad psicomotriz de este grupo de pacientes, podemos relacionarlo con este trastorno psicomotor. Ellas muestran una movilidad espontánea bloqueada, frenada, movimientos rígidos, tensos, sin presentar rasgo neurológico u orgánico que lo justifique (todas las pacientes que llegan al taller fueron evaluadas clínicamente por los otros profesionales del equipo interdisciplinario, quienes avalan la incorporación de la paciente al grupo, de modo tal que este freno que manifiestan en su accionar no puede ser justificado por falta de fuerzas o energías para actuar, sino que guardaría relación con aquellos conflictos emocionales, tónico-motores que las llevan a adoptar esta actitud). Lo mismo sucede en la inhibición psicomotriz, "…trastorno que afecta el funcionamiento y la funcionalidad del cuerpo, estando el organismo en posibilidades de acceder a la función" (Calmels, 2003: 76).

De modo tal que, analizando los datos recabados durante las vivencias y las producciones gráficas, encontramos mucha más correlación de estos trastornos con la Inhibición Psicomotriz que con la Inestabilidad Psicomotriz, porque esta dicotomía o inestabilidad que muchas veces este grupo de pacientes manifiestan se relacionaría con la necesidad de evadir situaciones que ponen en descubierto sus conflictos, sus miedos, sus angustias, intentando así rehuir de la realidad.

Las pacientes bulímicas también refieren dificultades para controlar sus impulsos, actuando de manera irreflexiva, sin medir las consecuencias que esto conlleva.

> La sensación de la persona es que no puede suprimir el impulso y entonces se siente deprimida o enojada. La impulsividad suele incluir descontrol en el gasto de dinero y en la conducta sexual, hurto de dinero o cosas y automutilación… Como también la drogadicción y consumo excesivo de alcohol… (Guareschi y Varela Rezzano, 2006: 29)

En relación a la estructuración espacial, los espacios utilizados en las actividades corporales son los externos, evitan estar al centro de la sala, donde se sienten expuestas a la vista del grupo. Prefieren trabajar en el suelo, acostadas o sentadas, o donde puedan usar el apoyo de sus manos. El sostén del suelo sobre los apoyos óseos ocasiona dolor en algunas pacientes con bajo índice de masa corporal (IMC). Posiblemente el sostén del suelo de la mayor parte de la superficie corporal facilite el registro del límite del cuerpo. Coincidimos con Ruth Nejter cuando dice:

> Las pacientes trabajan casi exclusivamente en la posición decúbito en el suelo. Esta posición permite no entrar en conflicto con la gravedad y a su vez actúa como objeto importante que da soporte y sostén a todo el cuerpo. Se observa dificultad en relajarse, angustia expresada en llanto y otras veces negativismo a realizar la actividad y tomar la propuesta. (1996: 109)

El grupo mostró problemas en acomodar el cuerpo en el espacio y en ubicar segmentos corporales, lo que refiere al conocimiento de su esquema corporal; también dificultad en copiar movimientos en presencia de un modelo dado, no pudiendo lograr la inclusión de dos variables espaciales en las respuestas, por ejemplo izquierda y abajo; derecha y arriba. Aquí hay huella de la inhibición, ya que no presentan dificultades cognitivas en reconocer y manejar las nociones, pero sí actuarlas en el cuerpo. La Inhibición también se evidenció a través de las paratonías y del inconveniente que presentaron en la ejecución de movimientos pasivos del cuerpo.

Durante o posteriormente al trabajo corporal, aparecieron verbalizados sentimientos: angustia, tristeza, enojo, ansiedad. Esto fue positivo, porque al finalizar el taller corporal, ellas expresaron que se sentían más relajadas y con sensación de bienestar, lo que implica que pudieron disminuir el tono muscular, mejorar la respiración, favoreciendo no solo la conexión con su cuerpo, sino también con sus emociones. Se rompe así, el círculo de desconexión: acorazamiento muscular, falta de registro y expresión de sensaciones y emociones, y comienza así a vislumbrarse un contacto, un vínculo con su cuerpo desde la vivencia positiva que les habilita a expresar primero las sensaciones y luego las emociones.

El abordaje desde la Psicomotricidad permite en un contexto de aceptación y sin juicios, la posibilidad de volver a aprender el cuerpo desde una vivencia positiva y desculpabilizadora.

Desde la Psicomotricidad no se pretende partir de una programación de ejercicios para revertir lo perturbado. Todo lo contrario, la Psicomotricidad permite brindar un espacio y un tiempo para que la persona despliegue sus posibilidades, potencialidades, capacidades, recuperando el placer de la vivencia y experimentación con el propio cuerpo y, a través de éste, la relación con el mundo externo.

El objetivo del trabajo se orienta a que las pacientes logren, mediante un hacer gratificante, descubrir y conocer su cuerpo; se busca re-educar su capacidad sensitiva, perceptiva, representativa-simbólica. Esto da paso inmediato a la permisividad de sentir emociones en su cuerpo, y no negarlas, para ser un cuerpo que habla, con su correlato afectivo-emocional.

2. Para seguir pensando

En la actualidad los Trastornos de la Conducta Alimentaria se manifiestan cada vez a edades más tempranas. Si bien uno de los períodos de mayor riesgo de instauración de los mismos es en la adolescencia, esto no excluye a la población adulta, ni a los niños. En recientes publicaciones se observan durante el tratamiento factores predisponentes, precipitantes, desencadenantes y perpetuantes de la enfermedad, lo que lleva a confirmar que los TCA poseen una etiología multi-causal, donde a lo bio-psicológico se agregan las variables socio-histórico-culturales. De allí que, para su tratamiento, el tipo de abordaje interdisciplinario sea el más pertinente.

No se puede evitar la influencia del contexto sociocultural como promotor de la cultura light y la sobrevaloración de lo estético. Se trata de una obsesión moderna por la perfección del cuerpo; se prioriza, se sobre valora lo estético, dándole características propias del momento cultural que atravesamos. Es la nueva epidemia del culto por el cuerpo. Se busca alcanzar los cánones estéticos imperantes de cuerpos seriados, irreales y adoctrinados, sólo con el fin de cumplir con parámetros impuestos por una moda, sin importar las consecuencias en la salud, la relación con uno mismo y con los otros, la vida y la muerte.

Los pacientes con TCA tienen una vivencia desafectivizada del cuerpo; las emociones y afectos están disociados de lo corporal. El cuerpo es el objeto preciado, es un bien a modificar y ajeno para la persona, de la cual depende su autoestima, su capacidad social, laboral; sienten la necesidad de cambiarlo, de transformarlo por otro que quieren tener; lo toman como un bien ajeno sobre el que tienen derecho a operar. Desplazan en él una serie de conflictos afectivo-emocionales, invirtiendo toda su energía en el control del cuerpo y perdiendo de vista su vida relacional.

A la labor que realiza el Equipo interdisciplinario en el tratamiento de los TCA se agrega la del Taller Corporal que genera en los pacientes, según lo comprobado empíricamente, una mejor relación consigo mismos y la posibilidad de re-descubrir, re-conocer su cuerpo, pero esta vez desde las posibilidades, las capacidades, la vivencia.

Con la inclusión de la Psicomotricidad en el equipo interdisciplinario, considerando la lectura global que esta práctica hace de la persona, de sus producciones corporales en relación con el otro y con el fin de contribuir a su desarrollo integral, consideramos que ésta es un nuevo enfoque en los equipos tratantes de los TCA.

Desde la Psicomotricidad nos centramos en el cuerpo como una construcción que cada persona realiza sobre esa base orgánica a la que llamamos organismo, motivo por el cual cada uno tendrá un cuerpo diferente. Cuerpo en el que se imprimen huellas y marcas del lenguaje, siendo así no solo un conjunto de músculos, huesos y nervios, sino que está inscripto y determinado por el deseo del otro y por la cultura en la que se desenvuelve. Cuerpo que nos pone en contacto con el entorno material y social. Nos sirve para satisfacer nuestras necesidades, actuar sobre el medio, adaptarnos a éste, construir la realidad, vivir, expresar y resolver.

De modo que a los psicomotricistas no nos interesa solo la acción corporal, movimiento como una mera contracción muscular, sino que esa producción motora dependerá de la manera particular en que se articularon las vivencias afectivas-emocionales en la propia historia de cada persona. Julian De Ajuriaguerra sostiene que este acto motor tiene "…un fundamento fisiológico, pero… no es solamente una suma de contracciones musculares, también es deseo y toma de contacto…" (citado en: Calmels, 2003: 15).

A partir del trabajo corporal en los talleres de Psicomotricidad, se optimiza el desarrollo de las posibilidades psicomotrices, expresivas y creativas a partir del cuerpo. A la Psicomotricidad le interesa el movimiento, la acción, la intención, la actitud, la expresividad, la creación, el conocimiento e intercambio de estos cuerpos-sujetos que "desaprenden" y aprenden nuevas formas de ser y estar en el mundo. Donde se confía en las capacidades de los protagonistas para enfrentar las situaciones problemáticas, adaptarse, recuperarse y hasta ser transformados positivamente por ellas. A esto se lo considera Resiliencia.

Resiliencia desde la física se refiere a la capacidad de un cuerpo de resistir un choque. En el campo de las ciencias sociales, este concepto ha sido aplicado para referir aquellas situaciones en que la persona, a pesar de vivir situaciones de adversidad, muestra capacidad para afrontarlas y salir fortalecida. Las personas con TCA no quedan excluidas de la posibilidad de desarrollar la capacidad resiliente. El cuerpo permite ser y estar en el mundo, comunicarse a través de él, con los pares, con los objetos en el espacio y el tiempo.

Consideramos que abordar una patología cruenta como ésta, muy fijada en la no aceptación del cuerpo tal como es, sin una mediación de trabajo corporal como lo propone la Psicomotricidad, sería una utopía. No porque ésta sea la panacea, sino porque su abordaje es complementario y específico desde un lugar que las otras disciplinas no contemplan. Porque cuando en Psicomotricidad hablamos de lo psico hacemos referencia a lo afectivo-emocional, pero también a las competencias cognitivas; y al referirnos a lo motor, hablamos del cuerpo en movimiento y como medio de relación y comunicación; lo psico y lo motor nos interesan siempre en relación (con uno mismo, con los otros, con los objetos, el espacio, el tiempo), y dentro de un contexto socio-histórico y cultural, que considera y revaloriza la historia personal, única e irrepetible de cada sujeto. De modo tal que la Psicomotricidad es una práctica de abordaje corporal, que trabaja con el cuerpo en movimiento, considerando la expresividad psicomotriz del sujeto en relación, y que se fundamenta en sus propios constructos teóricos, y con el aporte de otras disciplinas.

La Resiliencia no es un atributo genéticamente determinado, sino que puede ser promovida y fomentada. Esta es posible a partir de los factores protectores, que son aquellas circunstancias o hechos de las personas o de su entorno que le permiten hacer frente a la adversidad, o disminuir los efectos de los factores de riesgo. Dentro de los factores protectores que se consideran resilientes encontramos: la introspección, la independencia, la capacidad para relacionarse, iniciativa, humor, creatividad, moralidad, autoestima consistente.

Al trabajar con lo concreto y lo tangible (el cuerpo y su expresividad) la Psicomotricidad genera una fisura en el mundo de fantasías e idealizaciones en las que están inmersos los pacientes, mientras que busca conectarlas con la realidad de sus posibilidades, sus emociones y sus afectos. Pretende pasar de considerar al cuerpo como un objeto preciado con el que se cuenta, a entenderlo como nuestro representante en el mundo, como fuente de satisfacción, de emoción, de deseo y placer.

A través de la vivencia se producen aprendizajes, de los cuales muchas veces no somos conscientes, ya que el solo hecho de poder generar una percepción distinta a la que se tiene preconcebida abre un espacio de duda y permite vivir matices intermedios dentro del estilo cognitivo tan polarizado.

Con su intervención desde las "posibilidades" de los pacientes, la Psicomotricidad va a promover una mejor relación y conocimiento de y con su cuerpo, y a través de esto, mejorar la capacidad de relación con su entorno. Consecuentemente, fortalece los factores protectores de salud.

El abordaje psicomotor de los TCA y Trastornos de la Imagen Corporal, por medio del trabajo corporal busca liberar las tensiones físicas (tónico-emocionales) para así comenzar a ceder los componentes emocionales que desdibujan las sensaciones del cuerpo, afectando el esquema e imagen corporal. El objetivo es abrir un camino de movimiento y expresión, que mejore los sentimientos hacia el cuerpo, optimice la relación con el otro, el medio, el mundo externo y el mundo interno. Esto se realiza, por ejemplo, a través del trabajo con contrastes, conciencia y presencia de apoyos del cuerpo, desequilibrios, liberación de tensiones, regulación del tono muscular, todo a través del trabajo corporal.

Se aborda desde el cuerpo en movimiento, y no nos referimos necesariamente a movilidad (desplazamiento de todo el cuerpo en el espacio) y motilidad (desplazamiento de un segmento corporal sin trasladarse en el espacio), sino también a lo sensorial.

Es por eso que el psicomotricista, desde la observación, la escucha, la expresividad psicomotriz, intentará decodificar aquella cadena de significantes que la persona despliega a través de su acción, e incluso de su quietud (inacción), a la que leerá desde la realidad personal y singular de cada persona que tenga en frente. Actuará de mediador entre aquel juego que la persona irá desplegando a partir de sus sensaciones interoceptivas y exteroceptivas, buscará brindarle seguridad, contención, confianza, demostrándole que lo comprende, que lo acepta y que lo cree capaz de resolver sus propios conflictos; buscando así que esa persona adquiera confianza en sí misma y aumente su capacidad de elaboración de los conflictos.

Para ello utiliza herramientas corporales, pondrá al servicio del otro su cuerpo, como lugar simbólico de acogida, de proyección de sus fantasmas, lugar de seguridad o de angustia. Se descentrará hacia el otro, generando así una empatía tónica (poder ponerse en el lugar del otro, lo cual incidirá en la capacidad de escucha y de espera de lo que el otro puede); logrando su disponibilidad corporal; buscará estar disponible para el otro, lo seguirá en la dinámica de sus pensamientos y de sus actos. Utilizará recursos, objetos, técnicas que contrasten la realidad vivida con la sentida, intentando así combinar ambas y generar la realidad viva. De modo tal que no se trata de un dejar hacer sin sentido alguno, sino que a través de sus intervenciones intentará que la persona que tiene en frente, con quien mantiene una relación basada en la confianza, pueda canalizar, orientar y evolucionar su expresividad psicomotriz.

Es por lo dicho anteriormente que sostenemos fervientemente que todo psicomotricista que intervenga con adultos, e incluso con adolescentes, con TCA debe tener una sólida formación personal, profesional y también experiencia en trabajo corporal. El abordaje con el paciente es desde el cuerpo en movimiento, desde lo sensorial, trabajando con la expresividad psicomotriz construida en relación y en función de su propia historia; todo esto delimita una particular manera de ser y estar en el mundo (del paciente y del psicomotricista), que movilizará aspectos de la vida emocional, y que necesita ser contenida. Por ello es fundamental el trabajo interdisciplinario. Es importante que no se filtre o proyecte la propia pulsionalidad del psicomotricista, lo que obstaculizaría el trabajo. Entonces es relevante el dispositivo de la supervisión psicomotriz.

Este Taller de trabajo corporal, dentro de un equipo interdisciplinario que aborda los TCA, permitió y permite, concebir un nuevo espacio para la Psicomotricidad. Es un camino que, en el tiempo que lleva transitado, proporciona información novedosa a través de nuestra mirada, que suma, y contribuye a optimizar el tratamiento.

Bibliografía

ANDER EGG, E. (1995). *Técnicas de investigación social*. Buenos Aires: Lumen.

ANSERMET, F. & MAGISTRETTI, P. (2008). *A cada cual su cerebro. Plasticidad neuronal e inconsciente*. Buenos Aires: Katz editores.

ASOCIACIÓN UNIVERSITARIA DE FORMACIÓN DEL PROFESORADO (AUFOP) ISSN 0213-8646.

BERGÉS, J. & BOUNES, M. (1977). *La relajación terapéutica en la infancia*. Barcelona: Ed. Toray-Masson.

BERRUEZO Y ADELANTADO, P. (1999). "El psicomotricista, un profesional para las necesidades especiales". En: Linares, P.; Arráez, J.M. (eds.), *Motricidad y necesidades especiales*. Granada: AEMNE.

BERRUEZO Y ADELANTADO, P. (2000). "Hacia un marco conceptual de la Psicomotricidad a partir del desarrollo de su práctica en Europa y en España". *Revista Interuniversitaria de Formación del Profesorados*, N° 37, pp. 21-33. Recuperado de <http://ww.aufop.com/aufop/uploaded_files/articulos/1223397067.pdf>.

BERRUEZO Y ADELANTADO, P. (2008). "El contenido de la Psicomotricidad, reflexiones para la delimitación de su ámbito teórico y práctico". *Revista Interuniversitaria de Formación del Profesorado Formando Psicomotricistas*. N° 62 (22,2).

BERRUEZO Y ADELANTADO, P. (2013). "El contenido de la psicomotricidad". En: Bottini, P. (comp.), *Psicomotricidad: prácticas y conceptos*. Buenos Aires: Miño y Dávila editores, 3° ed.

BOSCAINI, F. & SAINT-CAST, A. (2013). "Psicomotricidad del niño hiperactivo". En: Bottini, P. (comp.), *Las prácticas y los conceptos del cuerpo. Reflexiones desde la psicomotricidad*. Buenos Aires: Miño y Dávila editores.

BOTTINI, P. (1998). "Psicomotricidad y autismo. Una praxis 'compleja' para un complejo trastorno". En: Tallis, J. (coord.), *Autismo infantil: lejos de los dogmas*. Madrid: Miño y Dávila editores.

BOTTINI, P. (2002). "La paradoja de la dispraxia: del problema de la dispraxia a la dispraxia como problema". En: Tallis, J. (ed.), *Trastornos del desarrollo infantil. Algunas reflexiones interdisciplinarias*. Buenos Aires: Miño y Dávila editores.

BOTTINI, P. (2013). *Psicomotricidad: prácticas y conceptos*. Buenos Aires: Miño y Dávila editores, 3° ed.

BOTTINI, P. y SASSANO, M. (2013). "Apuntes para una historia de la Psicomotricidad". En: Bottini, P. (comp.), *Psicomotricidad, Prácticas y conceptos*. Buenos Aires: Miño y Dávila editores, 3° ed.

CALMELS, D. (1997). *Cuerpo y saber*. Buenos Aires: Editorial D&B.

CALMELS, D. (2003). *¿Qué es la Psicomotricidad? Los Trastornos Psicomotores y la Práctica Psicomotriz. Nociones Generales*. Buenos Aires: Ed. Lumen.

Camps, C.; Mila, J.; García, L.; Peceli, M. & Tomás, I. (2011). *El psicomotricista en su cuerpo. De lo sensoriomotor a la transformación psíquica*. Buenos Aires: Miño y Dávila editores.

Carta, C.M. (2016). Conferencia: "La Psicomotricidad Hoy: ámbitos de trabajo, experiencias y desafíos". CONGIP: Congreso On line internacional de Psicomotricidade, Brasil.

Carta, C.M.; Cortes, A.; Gonzales, N., & Lopez, C. (2004). *La intervención psicomotriz en TDAH*. Córdoba, Argentina: Instituto de Educación Superior Dr. Domingo Cabred.

Chockler, M. (1988). *Los organizadores del desarrollo psicomotor. Del mecanicismo a la psicomotricidad operativa*. Buenos Aires: Ediciones Cinco.

Da Fonseca, V. (2008). *Manual de observación Psicomotriz. Significación psico neurológica de los factores psicomotores*. Barcelona: Inde Publicaciones.

Damasio, A. (2011). *El error de Descartes*. Barcelona: Editorial Crítica.

De Ajuriaguerra, J. (1977). *Manual de Psiquiatría infantil*. Barcelona: Editorial Masson.

Defontaine, J. (1978). *Diploma de psicoeducadores francés*. Barcelona: Editorial Médica y Técnica.

De León, C. (2010). *Las alteraciones psicomotrices. Diagnostico en Psicomotricidad*. Montevideo: Tradinco.

Dolto, F. (1986). *La imagen inconsciente del cuerpo*. Buenos Aires: Paidós.

Fisher, R. (2011). *El caballero de la armadura oxidada*. Buenos Aires: Obelisco.

Franc Battle, N. (2001). "La intervención psicomotriz en educación". *Revista Iberoamericana de Psicomotricidad y Técnicas corporales*. N° 1, 5-19. Recuperado de <http://psicomotricidadum.com/index.php>.

Freud, S. (trad. español): "Pulsiones y destinos de pulsión", en Trabajos sobre metapsicología, *Obras completas*, citado por

Ansermet, F.- Magistretti, P. (2009), en *"A cada cual su cerebro. Plasticidad neuronal e inconsciente"*, Katz editores.

García Pérez, E. y Magaz Lago, A. (1988). *Ratones, dragones y seres humanos auténticos: Manual de entrenamiento asertivo. Estrategias para aumentar la autoestima de jóvenes y adolescentes*. España: Editorial S.L.

Guareschi, R. & Varela Rezzano, M. (2006). "Estudio retrospectivo de las altas en los Trastornos de la Conducta Alimentaria. Evolución y seguimiento de las altas en el Servicio de Psicopatología del Hospital Nacional de Clínicas- Córdoba (Argentina), durante el período abril 1996-diciembre de 2004". Universidad Nacional de Córdoba, Facultad de Psicología, Argentina.

Guzmán, E. (2014). Capítulo I: Envejecimiento. Tesis de Maestría en Gerontología. Facultad de Ciencias Médicas. Universidad Nacional de Córdoba.

Hammer, E. (2016). *Test proyectivos Gráficos*. Barcelona: Paidós.

<http://aufop.blogspot.com.ar/2014/07/paris-julio-de-2014-declaracion-del.html> FEP-OIPR-Red Fortaleza de Psicomotricidad.

<http://www.rets.epsjv.fiocruz.br/es/noticias/psicomotricidad-entidades-internacionales-declaran-principios> (última visita 9/6/2018).

<http://www.rets.epsjv.fiocruz.br/sites/default/files/declaration_fep-oipr_red_ef-s_final_espanol.pdf> (última visita 9/6/2018).

Jonhson, S. (2000). *¿Quién se ha robado mi queso?* Buenos Aires: Ediciones Urano.

Lapierre, A. (2008). "Cuerpo y Psiquismo". *Revista Iberoamericana de Psicomotricidad y técnicas corporales*. N° 31, 7-20. Recuperado de <http://psicomotricidadum.com/index.php>.

Le Boulch, J. (1971). *Hacia una ciencia del movimiento humano. Introducción a la psicokinética*. Buenos Aires: Nueva Visión.

LEVIN, E. (1991). *La clínica psicomotriz. El cuerpo en el lenguaje*. Buenos Aires: Nueva Visión.

LEVY, S. (1997). "Dibujo Proyectivo de la Figura Humana". En: Hammer, E. *Test proyectivos Gráficos*. Barcelona: Paidós.

MARAZZI, M. (2005). Acerca de las "técnicas" en Psicomotricidad y en la formación corporal del psicomotricista. Formación Personal II. Licenciatura en Psicomotricidad. Untref.

MARAZZI, M. (2012). Acerca de la reflexión escrita en Formación Personal Corporal. En *Programa 2º encuentro de Formación Personal Corporal*. Licenciatura en Psicomotricidad, convenio Untref-Cabred.

MARGULIS, M. (1996). *La juventud es más que una palabra. Ensayos sobre cultura y juventud*. Buenos Aires: Biblos.

MARTURANA, H. & VARELA, F. (2003). *El árbol del conocimiento. Las bases biológicas del entendimiento humano*. Buenos Aires: Ed. Lumen.

MATOSO, E. (2001). *El cuerpo, territorio de la imagen*. Buenos Aires: Letra Viva.

MILA DEMARCHI, J. (2008). *De profesión Psicomotricista*. Buenos Aires: Miño y Dávila editores.

MILA DEMARCHI, J. (2013). "Campo adulto: intervenciones en Psicomotricidad". En: Bottini, P. (comp.), *Las prácticas y los conceptos del cuerpo. Reflexiones desde la Psicomotricidad*. Buenos Aires: Miño y Dávila editores.

MINUCHIN, S. (1979). *Familias y terapia familiar*. Barcelona: Gedisa.

MINUCHIN, S. y FISHMAN, H. (1985). *Técnicas de terapia familiar*. Barcelona: Paidós.

MIROTTI, M. (2007). *Introducción al estudio y práctica de las técnicas proyectivas*. Argentina: Ed. Brujas.

MORENO, A. (1995). *Guía teórico-práctico de los trastornos de la conducta alimentaria: Anorexia nerviosa y Bulimia nerviosa*. Barcelona: Masson S.A.

MORIN, E. (1998). *Introducción al pensamiento complejo*. Barcelona: Gedisa.

MYSS, C. (2000). *Anatomía del espíritu. La curación del cuerpo llega a través del alma*. Barcelona: Ed. B grupo Z.

NEJTER, R. (1996). *Anorexia, bulimia y otros trastornos de la conducta alimentaria. La clínica corporal en Anorexia y Bulimia cuando el cuerpo tiene la palabra*. Argentina: Ed. Atuel.

RAVERA, C. (2002). "La clínica psicomotriz hoy. Revisión del concepto de alteración psicomotriz como categoría nosográfica". *Revista Iberoamericana de psicomotricidad y técnicas corporales*. Nº 6, 51-64. Recuperado de <http://psicomotricidadum.com/index.php>.

RIVIERE, P. (1982). *El proceso grupal: Del psicoanálisis a la psicología social*. Buenos Aires: Nueva Visión.

SAINT CAST, A. (2009). "¿Balance Psicomotor: objetividad o subjetividad?". *Revista Iberoamericana de psicomotricidad y técnicas corporales*. Nº 33, 21-26. Recuperado de <http://psicomotricidadum.com/index.php>.

SASSANO, M. (2013a). "El desarrollo de las actitudes terapéuticas del Psicomotricista". En: Bottini, P. (comp.), *Las prácticas y los conceptos del cuerpo*. Buenos Aires: Miño y Dávila editores, 3º ed.

SASSANO, M. (2013b). *La construcción del yo corporal. Cuerpo, esquema e imagen corporal en Psicomotricidad*. Buenos Aires: Miño y Dávila editores.

SASSANO, M. (2015). *El cuerpo como origen del tiempo y del espacio. Enfoque desde la Psicomotricidad*. Buenos Aires: Miño y Dávila editores.

SASSI, M. (2008). *Trastornos de la conducta alimentaria y comorbilidad con otras patologías psiquiátricas*. Córdoba, Argentina: Universidad Nacional de Córdoba, Facultad de Medicina.

SCHILDER, P. (1983). *Imagen y apariencia del cuerpo humano. Estudio sobre las energías constructivas de la psique*. Barcelona: Paidós.

SCHNIDRIG, N. (2006). "El niño inhibido y los posibles orígenes de la inhibición psicomotriz". *Revista Iberoamericana de Psicomotricidad y Técnicas Corporales*. N° 23, 51-64. Recuperado de <http://psicomotricidadum.com/index.php>.

VALSAGNA, A. (2009). "La formación del Psicomotricista: un cómo y un por qué de un saber que se incorpora". *Revista Iberoamericana de psicomotricidad y técnicas corporales*. N° 33, 85-94. Recuperado de <http://psicomotricidadum.com/index.php>.

www.ingramcontent.com/pod-product-compliance
Lightning Source LLC
Chambersburg PA
CBHW020155200326
41521CB00006B/373